孔静霞 著

YILIAO TIZHI GAIGE YU JIANKANG BAOXIAN CHANYELIAN DE GOUJIAN

医疗体制改革与健康保险产业链的构建

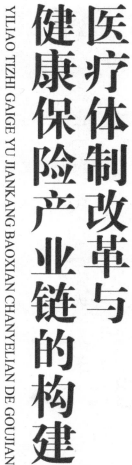

浙江工商大学出版社

图书在版编目(CIP)数据

医疗体制改革与健康保险产业链的构建 / 孔静霞著.
—杭州:浙江工商大学出版社,2014.6(2015.8 重印)

ISBN 978-7-5178-0501-4

Ⅰ.①医… Ⅱ.①孔… Ⅲ.①医疗保健制度—体制改革—研究—中国②健康保险—产业链—研究—中国 Ⅳ.①R199.2②F842.62

中国版本图书馆 CIP 数据核字(2014)第 119523 号

医疗体制改革与健康保险产业链的构建

孔静霞 著

责任编辑	刘 韵
责任校对	何小玲
责任印制	包建辉
出版发行	浙江工商大学出版社
	(杭州市教工路 198 号 邮政编码 310012)
	(E-mail:zjgsupress@163.com)
	(网址:http://www.zjgsupress.com)
	电话:0571-88904980,88831806(传真)
排 版	杭州朝曦图文设计有限公司
印 刷	虎彩印艺股份有限公司
开 本	710mm×1000mm 1/16
印 张	10
字 数	191 千
版 印 次	2014 年 6 月第 1 版 2015 年 8 月第 2 次印刷
书 号	ISBN 978-7-5178-0501-4
定 价	27.00 元

版权所有 翻印必究 印装差错 负责调换

浙江工商大学出版社营销部邮购电话 0571-88904970

前　言
PERFACE

医疗体制改革不仅与每个公民的生活息息相关,也与国家的命运紧密相连。它既是一个民生问题,也是一个经济问题,更是一个政治问题。目前,几乎所有的国家都面临着一个共同的难题:医疗体制如何改革和完善。我国新医改实施以来,在社会医疗保障体系的完善方面取得了阶段性的成果,社会医疗保险覆盖面全面提升。但随着我国社会经济水平的发展和人民生活水平的提高,人们对健康和医疗的相关要求也随之上升,基本医疗保障已很难满足人民群众越来越多样化的医疗和健康保障需求。因此,在努力拓宽社会医疗保险覆盖面的同时,也要注重满足人们个性化的医疗保障需求,而商业健康保险正可以担当此重任。但由于受到主客观因素的影响,我国商业健康保险一直处于"叫好不叫座"的尴尬境地,无论是保险密度还是保险深度与发达国家相比都存在较大差距。正是基于此,我国政府提出了深化医疗体制改革的要求,对商业健康保险的发展的加强,使其成为我国医疗保障体系的重要组成部分并发挥其重要的补充作用,成为我国新医改进程中的重要内容之一。

如何在放眼全球的基础上又立足本国特色,突破目前我国商业健康保险发展的瓶颈,找到适合我国国情的健康保险发展之道,是目前困扰政府、行业和学者的共同问题。本书即是作者在对上述问题的研究过程中对相关研究成果的梳理和总结。主要从中国医疗体制改革的历程和医改历程中健康保险的发展出发,总结我国健康保险发展的现状和面临的困境。创新性地引入"产业链"的新思维,从理论研究和国际经验实证两方面介绍产业链思维对突破健康保险发展困境的重要作用及模式探讨。从中国目前健康保险产业链的构建现状出发,结合理论基础及国际经验,给出了我国构建适合中国国情的健康保险产业链的设想和建议。

本书的主要特点是在突破健康保险发展困境中引入了产业链的概念,以产业链的新思维来具体指导我国健康保险的发展,为我国健康保险发展的路径选择提供了新的思路。同时,本书也提供了大量与医疗体制改革和健康保险相关的专业知识和前沿信息,可以作为相关专业研究人员、保险公司管理人员以及相关专业研究生的参考用书。

孔静霞

2014 年 6 月

作者介绍:

孔静霞,女,1979 年,浙江金融职业学院投资与保险系讲师;浙江大学社会医学与卫生事业管理专业博士在读。主要研究方向:健康管理、健康保险、卫生经济学。

目 录
CONTENTS

第一章
中国医疗体制改革的历程

引　言

　　医疗体制改革不仅与每个公民的生活息息相关,也与国家的命运紧密相连。它既是一个民生问题,也是一个经济问题,更是一个政治问题。目前,几乎所有的国家都面临着一个共同的难题:医疗体制如何改革和完善——一方面要扩大覆盖面;另一方面又要提高效率,解决医疗费用居高不下的问题。这几乎成了一个世界性的难题。中国新一轮卫生医疗体制改革不仅是要解决当前人民群众呼声很高的"看病难、看病贵"的问题,更重要的,它是在社会主义市场经济条件下所进行的一场涉及卫生服务体系再造、健康干预模式转变和政府公共服务模式创新的深层次改革。经过多方努力,目前我国已经基本建立了"全民医保"的制度,标志着我国的医疗保障体系进入了一个崭新的时代。本章着重介绍了我国医疗体制改革的背景、历程及在目前"全民医保"下存在的问题。

一、中国医疗体制改革的背景

　　新中国成立以来,我国的经济水平大幅提高,卫生事业也取得了重大成就,人民的健康状况日益改善。但同时我们也应该清醒地看到,我国医药卫生事业发展水平与人民群众健康需求及经济社会协调发展需求不相适应的矛盾还比较突出。公民健康水平及群众满意度尚不理想。这主要与我国城乡和区域医疗卫生事业发展不平衡,资源配置不合理,公共卫生和农村、社区医疗卫生比较薄弱,医疗保障体制不健全,药品生产流通秩序不规范,医院管理和运行体制不完善等密切相关,存在的种种因素相互交织导致人民群众医药费用上涨过快,个人负担过重。

(一)公民健康状况尚不理想

健康是人全面发展的基础,是社会和谐稳定发展的基石,医疗卫生系统的核心价值观必须体现维护健康的概念,体现"健康是人的基本权利"这一要义。因此,现代社会必须建立维护健康和促进健康的理念,并将之作为医疗卫生事业改革发展的终级目标。

新中国成立以来,随着我国社会经济的快速发展,人民的健康水平也有了巨大的提高。人均期望寿命、孕产妇死亡率、婴儿死亡率等反映国民健康水平的指标都有了大幅提升(见表1-1)。新中国成立前我国人均预期寿命35.0岁,到1981年人均期望寿命增至67.9岁,2010年增至73.5岁。婴儿死亡率从新中国成立前20%剧降至2010年的1.3%。孕产妇死亡率新中国成立前高达1500/10万,2000年减至53/10万,到2010年已减至30/10万,接近中等发达国家水平。虽然从纵向来看,我国公民的健康状况取得了巨大的进步,但不可否认,由于人口多,起点低,相较其他发达国家,我国公民的整体健康状况并不理想,各项健康指标跟发达国家相比尚有不小的差距(见表1-2)。2000年6月,世界卫生组织首次在全球对191个成员国进行整体量化评估,中国的医药卫生总体水平被排在第144位,而卫生公平性竟被排在第188位——全世界倒数第4位。这些数据都从一定程度反映了我国目前的公民整体健康水平尚不理想。因此,为了更好地提升健康水平,增加公民卫生需求及卫生利用的可及性,医疗体制改革势在必行。

表1-1 中国婴儿死亡率和期望寿命

年份	孕产妇死亡率 (1/10万)	婴儿死亡率 (‰)	5岁以下儿童 死亡率(‰)	期望寿命(岁)
新中国成立前	1500	200左右	—	35.0
1973—1975	—	47.0	—	—
1981	—	34.7	—	67.9
1990	88.9	…	61.0	68.6
2000	53.0	32.2	39.7	71.4
2005	47.7	19.0	22.5	73.0
2010	30.0	13.1	16.4	73.5

资料来源:《2011中国卫生统计提要》。注:"—"表示数字不详。

表 1-2　部分国家孕产妇及婴幼儿死亡率比较(2009 年)

国家	婴儿死亡率 (‰)	5 岁以下儿童 死亡率(‰)	孕产妇死亡率 (1/10 万)
澳大利亚	4	5	8
加拿大	5	6	12
法国	3	4	8
德国	3	4	7
意大利	3	4	5
日本	2	3	6
英国	5	5	12
美国	7	8	24
中国	17	19	38

资料来源:《2012 中国卫生统计提要》。

(二)"看病难、看病贵"问题日益突出,群众满意度较差

1978 年改革开放以来,我国卫生系统发生了深刻的变革。与世界上所有的政策制定者一样,我国政府自 1978 年以来一直不断地寻找能够提高卫生系统效率且保持筹资稳定的道路,医疗保障制度变革也不例外。但是,受市场经济影响,医疗保障制度的变革不断地将强有力的市场机制引入,客观上忽略了医疗服务本身的特殊性,如医患双方医疗信息的不对称、医疗服务领域中较多的公共产品和准公共产品等,均不能构成市场优化配置资源的前提条件,过分引入必然会产生市场失灵,其结果是带来严重的不公平和医疗服务的可及性差等问题。正是因为市场本身的弊端,才需要政府恰当有效的管制,以消除市场的负面作用。但我国有效管制缺位,如较低的医疗保障制度覆盖面、缺乏有效的风险共担机制和政府筹资职能的缺失等,带来了我国国内从普通老百姓到中央政府和地方政府普遍关心的社会问题——看病贵问题。

从 20 世纪 80 年代以来,农村合作医疗的覆盖率从 1980 年的 63.8% 降到 1989 年的 4.8%。在城市,随着公费劳保制度转变为城镇职工基本医疗保险制度,原来家属和子女的医疗保障"从有到无",加上卫生医疗机构改革滞后,"看病难、看病贵"的问题日益突出。在中国社科院 2007 年与 2009 年发布的社会蓝皮书中,"看病难、看病贵"均被列为 2006 年和 2008 年最受关注的三大社会问题之一。其中,在 2006 年,更是排在三大社会问题之首。与之密切联系的因病致贫、因病返贫现象也屡见不鲜。2008 年第四次国家卫生服务调查显示:调查地区应住院而未住

院比例为 25.1％,城市 26.0％,农村 24.7％。特别是中西部农村比例较高,其中西部农村为 20.6％(详见表 1-3)。而因经济困难而导致未住院的占到了总人数的 70.3％(详见 1-4)。同样的,在住院病人要求自动出院的人群中因经济困难而自动出院的占到了 35.3％,其中四类农村甚至达到了 42.6％(详见 1-5)。综合以上两项数据可以发现,就住院来说,因经济困难导致不能住院或住院不完全的就达到了需住院病人数的一半左右,这足以说明看病贵已经成为影响老百姓健康状况的重要原因。

医疗服务需求不断增加,基层医疗服务机构发展的严重滞后,导致大量患者集中涌向大医院,造成大医院人满为患、一号难求;医院公益性的淡化,过分强调市场创收,造成"以药养医"的局面,导致医生开大处方、做大检查,导致医药费用上涨,医患关系紧张。这都是造成目前看病贵、看病难的重要原因,破除这些原因,就必须从根本上进行医疗体制的改革,捋顺各种关系。

表 1-3   2008 年调查地区居民应住院未住院的比例(％)

调查时间	城乡合计	城市合计	农村合计	大城市	中城市	小城市	一类农村	二类农村	三类农村	四类农村
2008	25.1	26.0	24.7	25.1	23.7	29.1	23.4	24.2	27.5	20.6
2003	29.6	27.8	30.3	23.3	31.3	28.7	23.2	23.2	35.8	31.2
1998	32.3	27.5	34.5	27.4	27.1	28.1	29.6	29.6	32.7	40.3
1993	35.9	26.2	40.6	26.8	26.9	24.7	29.4	29.4	46.4	47.8

资料来源:第四次国家卫生服务调查研究。

表 1-4   2008 年调查地区居民应住院未住院原因构成(％)

调查时间	城乡合计	城市合计	农村合计	大城市	中城市	小城市	一类农村	二类农村	三类农村	四类农村
经济原因	70.3	67.5	71.4	57.7	65.6	80.1	72.3	66.9	72.6	78.0
自认为没必要	10.7	13.9	9.5	15.7	18.4	8.3	9.8	12.6	7.6	6.4
没时间住院	7.7	4.5	9.0	6.1	4.2	2.9	6.9	9.9	9.1	9.2
无有效措施	4.1	4.8	3.8	7.4	2.8	3.3	2.9	4.2	4.2	2.8
其他原因	7.2	9.4	6.4	13.1	9.0	5.4	8.0	6.3	6.4	3.7

资料来源:第四次国家卫生服务调查研究。

表 1-5　2008 年调查地区住院病人自己要求出院的原因(%)

调查时间	城乡合计	城市合计	农村合计	大城市	中城市	小城市	一类农村	二类农村	三类农村	四类农村
久病不愈	5.9	7.8	5.3	12.7	6.9	4.9	5.4	6.4	5.3	3.2
自认为病愈	27.6	26.5	27.9	31.1	27.6	22.1	20.9	29.0	27.8	33.4
经济困难	35.3	29.5	36.9	18.9	23.0	42.0	37.0	32.4	38.5	42.6
花费太多	19.2	22.9	18.2	23.7	26.7	19.5	22.9	21.0	16.5	10.8
医院条件差	0.8	1.2	0.6	1.3	1.4	1.0	1.0	0.5	0.7	0.2
其他	11.3	12.1	11.1	12.3	14.3	10.4	10.4	10.6	11.2	9.8

资料来源:第四次国家卫生服务调查研究。

(三)医患关系紧张、医疗环境恶化

医患关系是目前我国卫生行业中的"大问题""难问题"。医务工作者本该是救死扶伤、白衣天使的代名词。但近些年来,医生服务态度差、开大处方、收受回扣等负面形象屡见报端。患者围攻医生、殴打医生的报道也屡见不鲜。这种畸形的医患之间的关系直接导致了医疗环境的恶化,医患之间基本信任的缺失。患者不信任医生,对医生的检查、处方都持怀疑态度;同样,医务工作者为了自我保护,避免产生不必要的医疗纠纷,尽量多采用客观检查。这种恶性循环不仅使医疗效率大为降低,还直接导致了医疗费用的上涨。产生这种畸形医患关系的原因其实是多方面的。

首先,政府投入过少。公立医疗机构作为非营利性单位,本应专心致力于救死扶伤,提高医疗救助水平。但实际上由于我国政府在卫生事业上的投入相对较少。虽然据《卫生统计年鉴》资料显示:我国卫生总费用从 1978 年的 110.21 亿元增加至 2010 年的 19980.39 亿元,人均卫生费用从 11.5 元增至 1490.1 元(详见表 1-6),纵向比较我国政府在卫生事业的投入呈现稳步增长的态势。但同其他各国的横向比较就可以看出,我国政府在卫生事业中的投入还是比较少(详见表 1-7)。据 WHO(2003 年)公布,我国卫生总费用占 GDP 的比例为 5.6%,在 191 个 OECD 国家中排名 106 位,低于 OECD 国家平均水平。过少的政府投入必然要求医院想方设法地创收以维持自身的运转。"以药养医""以械养医"就是在这种历史条件下国家默许的医院创收方式。这都致使一些医生开"大处方""大检查",导致病人怨声

载道,医患信任日渐缺失,医患关系日益紧张。

表 1-6　中国历年卫生总费用统计

时间	卫生总费用(亿元)	卫生总费用占 GDP(%)	卫生总费用构成(%)			人均卫生费用(元)
			政府支出	社会支出	个人支出	
1978	110.21	3.02	32.2	47.4	20.4	11.5
1990	747.39	4	25.1	39.2	35.7	65.4
1995	2155.13	3.54	18.0	35.6	46.4	177.9
2000	4586.63	4.62	15.5	25.6	59.0	361.9
2005	8659.91	4.68	17.9	29.9	52.2	662.3
2010	19980.39	4.98	28.7	36.0	35.3	1490.1

资料来源:中国历年卫生统计年鉴(1978—2011 年)。

表 1-7　2008 年部分国家卫生费用及构成比

国家	卫生费用占 GDP(%)	卫生总费用构成(%)		政府卫生支出占财政支出(%)	人均卫生费用(美元)
		政府卫生支出	个人卫生支出		
澳大利亚	8.5	65.4	29.1	17.1	4180
加拿大	9.8	69.5	30.5	17.2	4445
中国	4.3	47.3	52.7	10.3	146
法国	11.2	75.9	21.4	16.0	4966
德国	10.5	74.6	22.0	18.0	4720
意大利	8.7	76.3	23.7	13.6	3343
日本	8.3	80.5	18.0	17.9	3190
墨西哥	5.9	46.9	53.1	15.0	588
波兰	7.0	67.4	26.0	10.9	971
英国	8.7	82.6	17.4	15.1	3771
美国	15.2	47.8	52.2	18.7	7164

资料来源:《2012 年中国卫生统计提要》。

其次,医务人员的工作强度大、职业地位不高,收入相对偏低。第四次国家卫生服务调查关于中国医患关系的专项调查结果显示(详见表 1-8、1-9):医务人员工作超时、加班、值夜班是一种常态。医务人员平均每周工作时间为 53.4 小时,远远超过每周 40 小时的法定劳动时间,有 75.8% 的医务人员每周劳动时间在 41—45 小时,31.9% 的医务人员每周工作时间超过 56 小时(详见表 1-8)。同样的,医务人员的自述社会地位也不高,以 100 分为满分进行评价,医务人员的自述社会地位评分平均仅为 60.1 分,48.8％的医务人员认为社会地位甚至比以前更为下降了(详见表 1-9)。而 2012—2013 年度中国医生薪酬情况调查报告显示:2012—2013 年度中国医生的平均年收入为 67516 元,其中心胸外科医生收入最高,为 73851 元,其次是神经科 73680 元和老年病科 73657 元。不同地区中,北京市医生收入最高,为 104664 元,排在第二、三位的分别为上海市 95596 元和广东省 80963 元。在对收入满意度调查中,88.4％的医生对自己的薪酬不满意。反观国际上其他国家,医生都是社会中的高收入群体。英国在 2011—2012 年度中,年收入超过 15 万英镑(约合 147 万元人民币)的家庭医生共有 3620 人;美国薪酬调查机构 Payscale 公布的一项调查显示,医生成为美国最高薪职业。在这项名为"最有意义的 25 种高薪工作"的调查中,包括兽医在内的医疗从业者占据了 12 个席位。其中神经外科医生以 38.15 万美元(约合 233 万元人民币)的年薪,以及 97％的从业者自我满意度,成为最有意义的高薪工作。胸外科医生、麻醉科医生、皮肤科医生和妇产科医生的从业者自我满意度位居 2—5 位。在加拿大,一些专科医生的年薪轻而易举地超过 50 万加元,而收入最高的群体,也就是大约 10％的专科医生,年收入达到将近 100 万加元(约合 594 万元人民币)。2010 年,加拿大医生的平均净收入达到每年 248113 加元,是普通加拿大人的 5 倍之多。当然,国与国之间存在经济、文化等差异,不能一概而论,但无论如何,提高医生的收入水平、减少不合理用药和检查应该也是缓解医患关系的途径之一。最后,部分医务工作者的职业操守、医疗技术存在一定的缺陷,部分患者缺乏对医学常识的了解以及感情上难以接受疾病的转归并出现迁怒于医务人员的不理智行为等,都是产生医患矛盾的重要原因。

表 1-8 不同机构医务人员的工作强度

工作强度	总计	城市三级医院	城市二级医院	社区卫生机构	县医院	乡镇卫生院
平均每周工作时间(小时)	53.4	50.6	47.4	46.6	52.8	59.3
最近 1 周最长连续工作时间(小时)	13.7	14.3	13.3	12.5	13.5	14.1
每月值夜班次数(次)	7.0	6.0	6.1	6.3	6.2	8.4

资料来源:第四次国家卫生服务调查专题研究。

表 1-9 不同机构和医务人员自评的社会地位得分

得分	总计	城市三级医院	城市二级医院	社区卫生机构	县医院	乡镇卫生院
平均分	60.1	59.5	59.9	63.2	57.2	61.0

得分	总计	城市三级医院	城市二级医院	社区卫生机构	县医院	乡镇卫生院
各分数段的人数百分比(≤60)	54.4	54.4	54.3	48.2	61.1	52.6
各分数段的人数百分比(61—79)	12.7	11.3	11.6	15.0	12.2	12.8
各分数段的人数百分比(≥80)	32.9	34.2	34.1	36.8	26.7	34.6

资料来源:第四次国家卫生服务调查专题研究。

　　因此,杜绝医患纠纷、改善医患关系,从宏观层面必须增加政府在卫生事业的投入;破除以药养医的利益链,形成全新的医疗管理体制;微观层面需要改善医疗环境,增加医务人员的职业认同感;保护医务人员的合法权益,设立公正的医疗纠纷处理机构;提升医务人员的医德医风;完善医院的管理和激励机制;普及大众的医学和法律常识。而这就需要依靠卫生体制的改革,捋顺各种关系,破除相关的利益链,使卫生行业健康可持续地发展。

二、中国医疗体制改革的历程

　　我国的医疗保险制度始建于20世纪50年代初。纵观这60多年,中国的医疗卫生体制改革可以划分为公益性低水平、公益衰减、公益回归这三个阶段。

(一)公益性低水平期(1949—1978年)

　　1950年8月第一次全国卫生工作会议召开,确定了"面向工农兵、预防为主、团结中西医"的卫生工作方针,中国内地逐步建立由公费医疗、劳保医疗、合作医疗组成的政府主导的低水平福利性医疗保障制度。其中公费医疗和劳保医疗是城镇居民的主要医保方式,合作医疗是中国农村的主要医保方式。

　　1.劳保医疗

　　1951年2月政务院公布了《中华人民共和国劳动保险条例》,标志着以企业职工福利基金为支撑的劳保医疗制度的建立。实施范围主要包括全民所有制企业的职工及其供养的直系亲属。此外还有这些企业的离退休人员,城镇集体所有制企业参照执行。劳保医疗经费按照职工工资总额和国家规定的比例(按企业扣除奖金后的工资总额11%提取),在生产成本项目中列支,在职职工从职工福利费中开支,若经费不足,可以在税收留利的福利基金中弥补。离退休人员从劳动保险费中开支。享受劳保医疗的职工患病时可以在本企业自办的医疗机构或指定的社会医疗机构就医,享受几乎免费的医疗待遇,其供养的直系亲属可享受50%报销。

2.公费医疗

该制度是根据1952年《关于全国各级人民政府、党派、团体及所属事业单位的国家工作人员实行免费医疗预防的指示》建立的。此后,国家卫生、财政部门先后颁布了《关于改进公费医疗管理问题的通知》《公费医疗管理办法》等一系列政策法规。几经修订完善后,公费医疗的覆盖范围包括了国家机关、党派、团体以及文化、教育、科研、卫生、体育等事业单位的工作人员和离退休人员;国家教委核准的高等院校在校学生(包括研究生);复原退伍返乡二等乙级以上革命残疾军人。开支内容包括了疾病预防和治疗、非责任伤害、妇女生育等内容。公费医疗最初全部免费,后来改收少许门诊挂号费。医疗费用由国家和各级财政部门预算拨款,一般按人头拨到各单位包干使用。

3.农村合作医疗

农村合作医疗是在中国农村通过集体和个人集资,为农村人口提供医疗保健服务的一种互助互济医疗保障形式。多数学者都认为我国农村合作医疗兴起于20世纪50年代,而正式提出合作医疗是在1955年农业合作化运动的高潮时期。1959年的全国农村卫生工作会议之后,农村合作医疗迅速壮大,到1960年,全国农业生产大队中,建立合作医疗的已达40%。到1976年,全国实行合作医疗制度的生产大队的比重高达93%,覆盖了全国农村人口的85%。到1978年,我国有"赤脚医生"4777469人、卫生员1666107人,合作医疗覆盖率达到了90%以上,农村居民的健康状况有了很大的改善。而在同年的五届人大,又在《中华人民共和国宪法》中把合作医疗列了进去。1979年12月15日,卫生部、农业部、财政部、国家医药总局和全国供销合作总社联合下发通知,发布《农村合作医疗章程(试行草案)》,要求各地结合本地区实际情况参照执行,对合作医疗制度进行了规范。

虽然这期间农村合作医疗在全国发展很快,但它当时并没有真正从建立农村医疗保障制度的角度入手,没有从合作医疗基金筹集、管理、分配、使用,从供方、需方、第三方的权力责任等关键环节上去规范,在很大程度上带有政治运动的色彩。因而,它的基础是很脆弱的。

不可否认,这一时期,公费医疗、劳保医疗和农村合作医疗的相继建立和发挥其作用,在城市和农村实现了低水平、广覆盖的医疗保障体制,较好地实现了医疗公平性,人民健康水平得以显著提高,人均期望寿命从1949年的50岁的极低水平上升到1978年的68岁。但随着时间推移,随着改革进一步深入,它的缺陷也日益显露出来。一是财力资源的有限性以及缺乏竞争机制,致使医疗技术水平发展缓慢,一些大病、疑难病症难以得到有效救治,医疗卫生服务远远不能适应人民日益增长的防病治病需求。二是缺乏合理的医疗费用筹集渠道和措施,缺乏稳定的资金来源。三是医患双方缺乏有效的制约机制,造成医疗费用过度膨胀、浪费严重,加重了国家和企业的负担。四是农民特别弱势群体的政策参与不足,致使他们的医疗保障问题未能得到政策的平等眷顾,城市与农村、单位职工与农民的医保水平差距巨大。

(二)公益衰减期(1978—2003 年)

20 世纪 80 年代开始,随着公费医疗、劳保医疗弊端的日益显现,改革现有的医疗保险制度被提上了议事日程。

1.改革起步阶段

这一阶段指 1992 年以前。在这个阶段,改革探索的重点从起初的针对需方实行费用分担转向对医院进行控制,加强对医疗服务供方的约束。党的十二届三中全会通过的《中共中央关于经济体制改革的决定》,标志着经济体制改革包括卫生体制改革全面展开。1985 年 1 月召开的全国卫生局厅长会议,贯彻党的十二届三中全会《关于经济体制改革的决定》精神,部署全面开展城市卫生改革工作;同年 4 月,国务院批转了国家卫生部起草的《关于卫生工作改革若干政策问题的报告》,确立了"放宽政策,简政放权,多方集资,开阔发展卫生事业的路子"的医疗卫生决策指导原则。为了推动放权让利改革的顺利进行,1989 年国务院批转了卫生部、财政部、人事部、国家物价局、国家税务局《关于扩大医疗卫生服务有关问题的意见》(国发〔1989〕10 号文),文件提出调动医院和医生积极性的五条措施:第一,积极推行各种形式的承包责任制;第二,开展有偿业余服务;第三,进一步调整医疗卫生服务收费标准;第四,卫生预防保健单位开展有偿服务;第五,卫生事业单位实行"以副补主""以工助医"。这些卫生政策刺激了医院创收,弥补收入不足,同时也影响了医疗机构公益性的发挥,医疗卫生资源配置不合理问题越来越突出,百姓看病难看病贵问题日渐显现。

2.实质性改革阶段

这一阶段主要指 1992—1998 年。1992 年,《深圳市社会保险暂行规定》发布,实行全市统一的社会医疗保险,在全国率先进行了职工医疗的改革,也就此拉开了全国职工医疗保险制度改革的序幕。1993 年党的十四届三中全会明确提出了"城镇职工养老和医疗保险金由单位和个人共同负担,实行社会统筹和个人账户相结合"的要求。在这个精神的指导下,两江(江苏镇江和江西九江)率先试点这种社会统筹和个人账户相结合的医保方式。在此基础上,全国各大城市纷纷进行了相应的医保改革,并逐渐形成了以两江为代表的"三段通道模式",以海南、深圳为代表的"板块模式",以青岛、烟台为代表的"三金模式",以及北京、上海等地的"大病统筹、小病分流"的模式。

在各地纷纷改革的同时,在医院层面由于开始逐渐注重效益而忽视公益性的倾向,在卫生部门和学界展开了一系列争论。很多学者都明确表示反对市场化,要求多顾及医疗的大众属性和起码的社会公平。为统一认识,防止片面追求经济收益而忽视社会效益倾向,1997 年 1 月,作为医疗卫生决策的中枢——中共中央出台《关于卫生改革与发展的决定》,明确提出了在医疗领域要改革城镇职工医疗保险制度、改革卫生管理体制、积极发展社区卫生服务、改革卫生机构运行机制等决策思路,并强调要重视医疗保障、医疗卫生服务和药品流通三大体制统筹协调的必要性。

在这个阶段的改革过程中,虽然很多地区具体的做法有所不同,但大部分地区采用了社会统筹与个人账户相结合的医疗保险制度。通过该制度的实施,建立了合理的医疗保险资金筹集制度,保障职工医疗的可持续发展;采取了医疗费用制约机制,在一定程度上遏制医疗费用的快速上涨;实行定点医疗管理制度,促进了医疗机构内部的改革和管理。

3. 改革成果基本确立阶段

该阶段主要指 1998—2003 年。1998 年 12 月,在"两江"试点的基础上,国务院颁发了《关于建立城镇职工基本医疗保险制度的决定》(国发〔1998〕44 号),全面推行城镇职工基本医疗保险制度。这标志着在我国实行了 40 多年的劳保医疗和公费医疗制度即将被新的社会医疗保险制度所取代。2000 年 2 月,国务院办公厅转发了《关于城镇医药卫生体制改革的指导意见》(国办发〔2000〕16 号),标志这一轮医改全面启动,我国正式进入了城镇职工医疗保险制度的时代。

我国城镇职工基本医疗保险制度,是按照社会主义市场体系的运行要求,社会统筹医疗基金与个人账户相结合,医疗保险费用由国家,用人单位和职工三方合理负担,社会化程度较高,并使之逐步覆盖城镇所有劳动者的医疗保险制度。其指导思想是"基本水平,广泛覆盖,双方负担,统账结合"。"基本水平"是指基本医疗保险的水平要与我国社会主义初级阶段的生产力水平相适应。筹资水平要根据目前财政、用人单位和个人的实际承受力而不是根据医疗消费需要来确定,并且只保基本水平的医疗消费。"广泛覆盖"是指基本医疗保险要覆盖城镇所有用人单位和个人,不论国有单位还是非国有单位,不论是效益好还是效益差的单位,都要参加基本医疗保险。"双方负担"是指改变过去职工医疗费由国家和企业包揽的状况,实行基本医疗保险费用由单位和个人共同负担。"统账结合"指基本医疗保险实行社会统筹和个人账户相结合,建立医疗保险统筹基金和个人账户基金,并明确各自的支付范围,统筹基金主要支付大额医疗费用,个人账户基金主要支付小额医疗费用。该制度主要内容具体包括:

(1)覆盖范围。城镇所有用人单位,包括企业、机关、事业单位、社会团体、民办非企业单位及其职工,都要参加城镇职工基本医疗保险。随着原劳动保障部对于灵活就业人员、农民工、非公有制经济组织参保政策的明确,城镇职工基本医疗保险实际上覆盖了城镇全体从业人员。截至 2009 年底,我国城镇职工基本医疗保险参保人数为 2.2 亿人。

(2)筹资标准。医疗保险费由用人单位和职工共同缴纳。用人单位缴费率控制在职工工资总额的 6% 左右,在职职工缴费率为本人工资的 2%,退休人员个人不缴费。具体缴费比例由各统筹地区根据实际情况确定。目前,用人单位缴费率的全国平均水平为 7.37%,个人缴费率的全国平均水平为 2%。

(3)统筹层次。原则上以地级以上行政区为统筹单位,也可以县(市)为统筹单位,京津沪原则上在全市范围内实行统筹。目前,全国多数地区为县级统筹,目前正在进行提高统筹层次的工作。

(4)支付方式。城镇职工基本医疗保险基金由统筹基金和个人账户构成。个人账户主要支付门诊费用、住院费用中个人自付部分以及在定点药店购药费用。统筹基金用于支付符合规定的住院医疗费用和部分门诊大病医疗费用。按照国务院《关于建立城镇职工基本医疗保险制度的决定》(国发〔1998〕44 号)的规定,起付标准原则上控制在当地职工年平均工资的 10% 左右,最高支付限额(封顶线)为当地职工年平均工资的 4 倍左右。统筹基金起付标准以下的医疗费用由个人医保账户支付,不足部分由个人支付。

在这一阶段,以市场化改革导向的医疗卫生政策取得了一定的成绩,促进了医疗卫生服务的数量和质量大大提高,一定程度上解决了医院微观效率低下、服务供给不足的问题,同时使医院和病人双方吃国家、企业大锅饭的现象得到了明显改观。但同时改革也带来了一系列新的问题,较为突出的有以下几方面:老百姓个人负担变重,看病贵、看病难。由于个人医保账户资金偏少,参保人员很多门诊或小病都要由个人现金支付,大病重病起付线又太高,这些都直接影响了个人的疾病负担。同时,一些定点医疗机构和零售药店基于利益驱动,基本医疗保险药品目录内的药品使用率低,而较多使用非目录药品,这也加重了患者的负担。

(三)公益回归期(2003 年至今)

2003 年的 SARS 事件直接暴露出了公共卫生领域的严峻问题。很多地方的卫生防疫系统不知所措,特别是农村地区,由于设备简陋、技术低下,使得农村的应急防控系统极为薄弱。"非典"使政府认识到,在社会经济发展中只偏重经济发展而忽略医疗卫生、社会保障等民生工程的发展,将会给国家发展带来巨大的社会成本。因此从反思中我国进入了坚持以科学发展观为指导,强调公益、改善民生的新阶段。2003 年 1 月 16 日,国务院办公厅转发了卫生部、财政部和农业部的《关于建立新型农村合作医疗制度的意见》，医疗卫生决策转向淡忘了 20 年的农民医疗保障。同时，随着百姓看病难看病贵问题的日益严峻，政府及社会各界对过去 20 多年的市场化医疗改革的功过讨论也日益激烈。

2005 年 7 月，国务院发展研究中心在媒体发布关于医改的研究报告称，中国医改总体上不成功，其症结是近 20 年来医疗服务逐渐市场化、商品化。同年，卫生部制定《关于深化城市医疗体制改革试点指导意见》，保持公立医疗机构的公益性质被确立为新时期医疗卫生决策的宗旨。2006 年，中央明确为医改定调，强调医疗卫生事业的公益性，统一了争论多时的医改方向之争。同年 9 月，成立了由 11 个有关部委组成的医改协调小组，国家发改委主任和卫生部部长共同出任组长，新一轮的医改正式启动。2007 年年初，医改协调小组委托 6 家研究机构对医改进行独立、平行研究并提出建议，后研究机构增加至 9 家。2008 年 10 月 14 日，《关于深化医药卫生体制改革的意见（征求意见稿）》开始在网络上征求意见。2009 年 1 月 21 日，在温家宝总理主持召开的国务院常务会议上，新医改方案获原则通过，并宣布今后 3 年内将为实施上述重大改革投入 8500 亿元，目标之一就是 3 年内使城镇职工和居民基本医疗保险及新型农村合作医疗参保率提高到 90％以上。2009 年 4 月，中共中央政治局常委、国务院副总理李克强出任深化医药卫生体制改革领导小组组长，进一步落实和深化以人为本的医疗卫生发展政策。2009 年 4 月 6 日，《中共中央、国务院关于深化医药卫生体制改革的意见》（即新医改方案最终稿）正式出台。

该《意见》指出：新医改方案的主要内容可以概括为"一个大厦，四梁八柱"。一个大厦指新医改的总体目标：建立覆盖城乡居民的基本医疗卫生制度，为群众提供安全、有效、方便、价廉的医疗卫生服务。到 2011 年，基本医疗保障制度全民覆盖城乡居民，基本药物制度初步建立，城乡基层医疗卫生服务体系进一步健全，基本公共卫生服务得到普及，公立医院改革试点取得突破，明显提高基本医疗服务的可及性。有效减轻居民就医费用负担，切实缓解"看病难、看病贵"问题。到 2020 年，覆盖城乡居民的基本医疗卫生制度基本建立。普遍建立比较完善的公共卫生服务体系和医疗服务体系、比较健全的医疗保障体系、比较规范的药品供应保障体系、比较科学的医疗卫生机构管理体制和运行机制，形成多元办医格局，人人享有基本医疗卫生服务，基本适应人民群众多层次的医疗卫生需求，人民群众健康水平进一步提高。"四梁"是指医改新方案力争建立的四大体系：建设覆盖城乡居民的公共卫生服务体系、医疗服务体系、医疗保障体系、药品供应体系，形成四位一体的基本医疗卫生制度。四大体系相辅相成，配套设施协调发展。"八柱"是指医改新方案的八大支柱：完善医药卫生的管理体制、运行机制、投入机制、价格机制、监管体制、科技与人才保障机制、信息支持、法制规章，保障医药卫生体系有效规范运转。

为配合新医改的贯彻实施,国务院于 2009 年 4 月 7 日发布《医药卫生体制改革近期重点实施方案(2009—2011 年)》。方案明确了 2009—2011 年医药卫生体制改革工作的五个重点。(1)建设基本医疗保障制度:城镇职工医疗保险、城镇居民基本医疗保险和新型农村合作医疗参保(合)率达到 90％以上。进一步健全城乡医疗救助制度,明显减轻城乡居民个人医药费用负担。(2)构建国家基本药物制度:规范基本药物的生产和配送,基层医疗卫生机构基本药物直接配送覆盖面力争达到 80％。合理确定基本药物的价格,完善基本药物的医保报销政策,提高合理用药水平,减轻群众基本用药费用负担。(3)健全基层医卫服务体系:实现基层医疗卫生服务网络的全民覆盖,农村居民小病不出乡,城市居民享有便捷有效的社区卫生服务。城乡居民基本医疗卫生服务费用负担减轻,利用基层医疗卫生服务量明显增加。(4)促进基本卫生服务均等化:完善公共卫生服务经费保障机制,加强绩效考核,提高服务效率和改善服务质量。(5)推进公立医院改革试点:采取有效方式改革以药补医机制,加大政府投入力度,规范收支管理,使药品、检查收入比重明显下降。明显缩短病人等候时间,实现检查结果互认。

至此,中国的医疗体制进入了一个新的阶段。

三、中国医疗体制的现状

经过半个多世纪的探索和改革,至 2009 年新医改实行以来,我国已基本形成了具有中国特色的医疗保障体系。覆盖全民的基本医疗保险体系基本建成,基本药物制度初步建立,基层医疗服务工作全面推进,基本公共卫生服务均等化程度明显提高,公立医院改革有序推进。

(一)覆盖全民的基本医疗体系基本建成

现阶段我国医疗保障体系的构成主要包括:城镇基本医疗保险制度(城镇职工基本医疗保险、城镇居民基本医疗保险)、新型农村合作医疗、补充医疗保险(国家公务员医疗补助、企业补充医疗保险、大额医疗费用互助基金制度)、商业健康保险、社会医疗救助。这些医疗保障制度的保障形式与功能各异,共同构成了我国现阶段多层次的有中国特色的医疗保障体系(如图 1-1 所示)。随着医疗保障体系建设的不断推进,我国城乡居民的医疗保障范围和水平逐步扩大和走高,城乡社会医疗保险的覆盖率稳步提升。从表 1-10 可以看出,从 2003 年到 2011 年,城乡社会医疗的覆盖率从 12.7％飞跃到 95％左右。覆盖城乡全体居民的基本医疗保障体系已初步形成,覆盖了 12 亿多的城乡居民,覆盖率超过 95％,真正达到了"全民医保"。

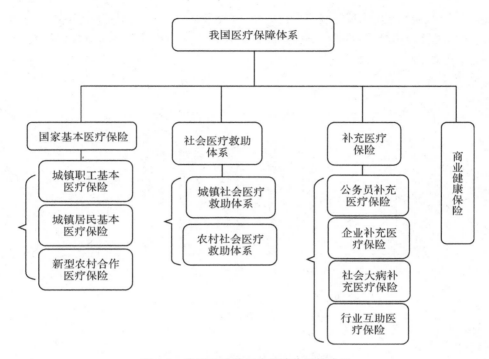

图 1-1 我国现阶段医疗保障体系构成图

表 1-10 居民社会医疗保险构成(%)

项目	城乡合计			城 市			农 村		
	2011	2008	2003	2011	2008	2003	2011	2008	2003
城镇职工 基本医保	14.8	12.7	8.9	47.4	44.2	30.4	2.9	1.5	1.5
公费医疗	0.7	1.0	1.2	2.2	3.0	4.0	0.2	0.3	0.2
城镇居民 基本医保	9.5	3.8	—	25.1	12.5	—	3.8	0.7	—
新农合	69.5	68.7	—	13.4	9.5	—	89.9	89.7	—
其他社会医保	0.3	1.0	3.3	0.9	2.8	8.6	0.1	0.4	1.4
无医保	5.2	12.9	77.9	10.9	28.1	50.4	3.1	7.5	87.3

资料来源:2003、2008 全国卫生服务调查;《2012 中国卫生统计提要》。

1.国家基本医疗保险

如图(1-1)所示,国家基本医疗保险主要由城镇职工基本医疗保险、城镇居民基本医疗保险和新型农村合作医疗保险三部分组成。

在城镇医疗保险方面,《2012 中国卫生统计提要》数据显示:到 2011 年年末全国参加城镇基本医疗保险的人数为 47292 万人,比上年年末增加 4029 万人。其中参加城镇职工基本医疗保险人数为 25226 万人,比上年年末增加 1491 万人;参加城镇居民基本医疗保险人数为 22066 万人,比上年年末增加 2638 万人(见图 1-2)。

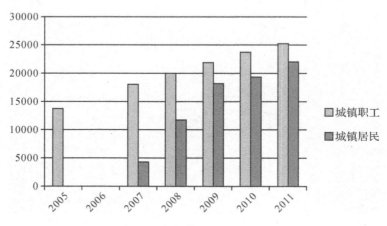

图 1-2 中国城镇医保参保人数(万人)

资料来源:《2012 中国卫生统计提要》。

表 1-11 新型农村合作医疗情况

指标	2005	2006	2007	2008	2009	2010	2011
新农合县(区市)数	698	1451	2451	2729	2716	2678	2637
参合人口数(亿人)	1.79	4.10	7.26	8.15	8.33	8.36	8.32
参合率(%)	75.7	80.7	86.2	91.5	94.0	96.0	97.5
当年筹资总额(亿元)	75.4	213.6	428.0	785.0	944.4	1308.3	2047.6
人均筹资(元)	42.1	52.1	58.9	96.3	113.4	156.6	246.2
当年基金支出(亿元)	61.8	155.8	346.6	662.0	922.9	1187.8	1710.2
补偿收益人次(亿人次)	1.22	2.72	4.53	5.85	7.59	10.87	13.15

资料来源:《2012 中国卫生统计提要》。

在农村合作医疗保障方面,截止到 2011 年底,参保地区达到了 637 个,参合人数达到 8.32 亿人,参合率达到 97.5%,比上年增长 1.5 个百分点(详见表 1-11、图 1-3)。从表中还可以看出,新农合的筹资总额逐年上升,到 2011 年底达到了 2047.6 亿元,人均筹资达 246.2 元;新农合每年的基金支出也快速增加,2011 年底达 1710.2 亿元(表 1-11、图 1-4)。这些数据都表明我国的农村新型合作医疗无论是保障范围还是保障力度都上了一个新台阶,广大人民群众特别是广大农民真正享受到了全民医保的益处。

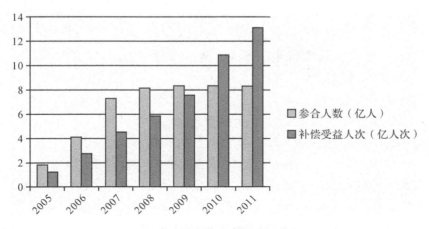

图 1-3 全国新农合参保收益情况

资料来源:《2012 中国卫生统计提要》。

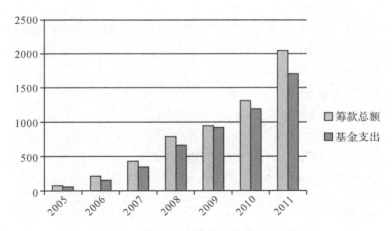

图 1-4 全国新农合资金收支情况(亿元)

资料来源:《2012 中国卫生统计提要》。

在不断扩大基本医疗保障覆盖面的同时,基本医疗保障水平也有了大幅提升。城镇居民和新农合政府补助标准大幅提高,从 2008 年的每人每年 80 元提高到 2011 年的 200 元。2009—2011 年,全国各级财政共安排城镇居民医保和新农合补助 328 亿元。城镇居民医保、新农合政策范围内住院报销比例逐步提高,分别从 2008 年 54%、48% 提高到 2011 年的 70% 左右。所有统筹地区职工医保、城镇居民医保和新农合统筹基金最高支付限额都提高到了当地职工年平均工资、当地居民年可支配收入和全国农民人均纯收入的 6 倍以上,实际最高支付限额全国已分别达到 24 万元、13 万元、7.98 万元。城镇居民医保、新农合保障范围由住院延伸到门诊,在 98% 的统筹地区建立了门诊统筹。开展提高特殊大病保障水平试点。提高农村儿童白血病和先天性心脏病患者保障水平,困难家庭患儿看病费用实际补偿比例从 2008 年的 40％提高到 70％—90％,近 3 万名患儿从中受益。2011 年又将终末期肾病、重度精神疾病等 6 类重大基本病种纳入试点范围,超过 20 万名患者获得补偿,实际补偿比例接近 65％。

2.社会医疗救助体系

社会医疗救助体系是在政府支持下,依靠社会的力量建立的、向特殊困难群体直接或间接提供某些全部基本医疗健康服务的制度,是我国多层次医疗保障体系中的重要组成部分,具有社会公益性、筹资方式的社会性和救助对象的广泛性等特征。社会医疗救助的性质决定了其救助对象是无固定收入、无生活依靠、无基本医疗保险或是具有基本医疗保险但个人负担沉重的老龄者、失业者、残疾者以及生活在最低生活保障线以下的贫困者。社会医疗救助的形式主要有三类:一是提供社会医疗救助金;二是指定专门医院为贫困人口提供免费医疗;三是发放医疗券。社会医疗救助实际上是一种免费的医疗保障制度,资金主要来源于政府财政出资、社会捐助、特别捐税补助等渠道。为了加快社会医疗救助体系的建设和发展,我国主要采取了以下措施:一是建立专项基金;二是建立社会医疗救助网络;三是建立医疗救助队伍;四是发展社会志愿者服务组织,鼓励志愿者到救助医疗机构从事公益性服务等。

从 2000 年国务院提出建立社会医疗救助体系的要求,到 2009 年《关于进一步完善城乡医疗救助制度的意见》的出台,经过若干年的努力,我国医疗救助体系从无到有、从局部试点到稳步推进,目前已初步成形。该体系建立以来,资金不断增加,办法逐步完善,广大城乡贫困人口得到医疗救助的人次数逐年增加,从 2005 年的 970 万人次增加到 2011 年的 8090 万人次,增加了近 10 倍,特别是农村居民的受救助人次增加尤为明显;医疗救助支出也从 2005 年的 11.0 亿元增加到 2011 年的 154.3 亿元,同时农村居民的救助支出增量百分比明显高于总支出的增量(图 1-5、图 1-6)。这充分反映了社会医疗救助体系在增加社会公平性上的重要作用。

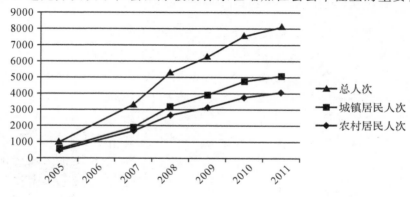

图 1-5 城乡医疗救助人次情况(万人次)

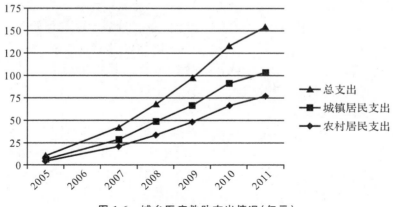

图 1-6　城乡医疗救助支出情况（亿元）

3.补充医疗保险

我国目前的补充医疗保险的形式主要有：公务员医疗补助、企业补充医疗保险、社会大病补充医疗保险和行业互助医疗保险。

公务员医疗补助是在城镇职工基本医疗保险基础上对国家公务员的补充医疗保障。在国务院办公厅转发劳动保障部、财政部《关于实行国家公务员医疗补助的意见》文件中，明确了实行公务员医疗补助的原则和主要政策。该政策的主要原则：补助水平要与当地经济发展水平和财政负担能力相适应；保证国家公务员原有医疗待遇水平不降低，并随经济发展有所提高。公务员医疗补助的经费来源主要是同级当年的财政预算，支付范围主要是基本医疗保险统筹基金最高支付限额以上、符合基本医疗保险用药、诊疗范围和医疗服务设施标准的医疗费用补助；在基本医疗保险支付范围内，个人自付超过一定数额的医疗补助；中央和省级人民政府规定享受医疗照顾的人员，在就诊、住院时按规定补助的医疗费用。

企业补充医疗保险是企业在参加基本医疗保险基础上，国家给予政策鼓励，由企业自主主办或参加的一种补充性医疗保险形式。与公务员医疗补助相比，企业补充医疗保险是自愿而非强制性的。建立企业补充医疗保险必须具备以下几个条件：一是企业参加了城镇职工基本医疗保险；二是具有持续的税后利润，并保证足额发放职工工资和缴纳社会保险费用；三是已经形成的医疗保障待遇高于基本医疗保险待遇，具有能力主办或参加企业补充医疗保险。企业可以通过向商业医疗保险机构投保、委托社会医疗保险机构管理等方式建立补充医疗保险。企业补充医疗保险一般由企业和个人按一定比例共同缴纳。企业为职工缴纳的补充医疗保险费，按国家规定的渠道列支。企业补充医疗保险费在工资总额 4％ 以内发部分，从职工福利费中列支；福利费不足列支的部分，经同级财政部门核准后列入成本；超出 4％ 部分由企业税后利润负担。

社会大病补充医疗保险(大病统筹)是目前一些城市为解决参保人员在发生大病时的高额医疗费用而建立的一种补充医疗保险。对基本医疗保险封顶线以上的医疗费用给予补偿,避免参保人员因病致贫。比如江苏镇江在职职工每人每年按基本医疗保险缴费基数的 0.5% 缴纳,退休人员每人每年由个人缴纳 48 元,作为大额医疗费用的统筹基金,医疗费用超过最高支付限额 5 万元以上的部分,由个人支付 5%、统筹基金支付 95%。

行业互助补充医疗保险是一种社会互助医疗保险性质的"职工互助医疗保险",一般由工会出面组织。其在具体运作时本着互助共济的宗旨,着眼于减轻职工的医疗费用负担。由工会组织发挥其自身优势、利用工会网络兴办不以营利为目的,职工自愿参加的,资金以职工个人筹集、企业适当资助的形式成立保险基金。这种保障形式在国有企业和集体企业中较为多见。在某些大型行业中也较多地被应用,如电力、铁路等行业。

4. 商业健康保险

商业健康保险属于市场范畴,由商业健康保险公司经办,是以盈利为目的一种形式。国际经验表明,商业健康保险是实现多样化、全方位医疗保障的重要途径。目前我国政府在新医改的方案和之后的配套意见和措施中已经明确表明要大力发展商业健康保险的补充作用,创新商业健康保险的发展制度和路径。关于商业健康保险的理论和实践在后面几章有详述,这里不再展开讨论。

(二)国家基本药物制度初步建立

国家发改委、卫生部等 9 部委于 2009 年 8 月 18 日发布了《关于建立国家基本药物制度的实施意见》,这标志着我国建立国家基本药物制度工作正式实施。除《实施意见》外,9 部委还同时发布了《国家基本药物目录管理办法(暂行)》和《国家基本药物目录(基层医疗卫生机构配备使用部分)》(2009 版)。根据规定,基本药物是适应我国基本医疗卫生需求、剂型适宜、价格合理、能够保障供应、公众可公平获得的药品。国家将基本药物全部纳入基本医疗保障药品目录,报销比例明显高于非基本药物,降低个人自付比例,用经济手段引导广大群众首先使用基本药物。2009 年每个省(区、市)在 30% 的政府办城市社区卫生服务机构和县(基层医疗卫生机构)实施基本药物制度,包括实行省级集中网上公开招标采购、统一配送,全部配备使用基本药物并实现零差率销售。基本药物全部纳入基本医疗保障药品报销目录,报销比例明显高于非基本药物。与此同时,国务院于 2010 年出台的《建立和规范政府办基层医疗卫生机构基本药物采购机制的指导意见》,推出了在生产企业招采合一、量价挂钩、双信封制、集中支付、全程监控等几方面创举,规范了基本药物采购机制。2011 年 7 月,基本药物零差率销售在政府办的基层医疗卫生机构基本实现全覆盖,初步建立了国家基本药物制度。

党的十七大报告提出"建立国家基本药物制度,保证群众基本用药"的方针。建立国家基本药物制度,应在药品生产、流通、使用、价格管理、报销等方面完善相关制度和机制,保证群众能够获得基本用药,主要包括以下内容。(1)完善国家基本药物目录管理。围绕公共卫生和人民群众常见病、多发病和重点疾病,以及基本医疗卫生保健需求,积极组织开展以循证医学证据为基础的药品成本效益和药物经济学等分析评估,遴选国家基本药物,保证人民群众基本用药需求和安全、有效。(2)建立基本药物生产供应保障机制。加强政府宏观调控和指导,积极运用国家产业政策,引导科研机构及制药企业开发并生产疗效好、不良反应小、质量稳定、价格合理的基本药物,避免低水平重复生产和盲目生产。完善基本药物生产供应保障措施,采取各种措施,保证基本药物正常生产供应。(3)建立基本药物集中生产配送机制。鼓励药品生产企业按照规定采用简易包装和大包装,降低基本药物的生产成本;引导基本药物生产供应的公平有序竞争,不断提高医药产业的集中度;建立基本药物集中配送系统,减少基本药物流通环节。(4)建立医疗机构基本药物配备和使用制度。根据诊疗范围优先配备和使用基本药物,制定治疗指南和处方集,建立基本药物使用和合理用药监测评估制度,加强临床用药行为的监督管理,促进药品的合理使用。(5)强化基本药物质量保障体系。加强基本药物质量监管,增强医药企业质量安全意识,明确企业是药品质量第一责任人,督促企业完善质量管理体系,建立基本药物质量考核评估制度,严格生产经营管理,保证公众用药安全。(6)完善基本药物支付报销机制。政府卫生投入优先用于基本药物的支付,不断扩大医疗保障覆盖范围,逐步提高基本药物的支付报销比例,提高公众对基本药物的可及性。(7)完善基本药物的价格管理机制。完善基本药物价格形成机制,健全基本药物价格监测管理体系,降低群众负担。

实施国家基本药物制度是深化医药卫生体制改革近期五项重点工作之一。建立国家基本药物制度,保证基本药物足量供应和合理使用,有利于保障群众基本用药权益,转变"以药补医"机制,也有利于促进药品生产流通企业资源优化整合,对于实现人人享有基本医疗卫生服务、维护人民健康、体现社会公平、减轻群众用药负担、推动卫生事业发展,具有十分重要的意义。

(三)基层医疗卫生服务体系基本建成

2009—2011 年,中央投资 430 亿元,支持了 2333 所县级医院(含县级中医院)、6200 多所中心乡镇卫生院、2.5 万所村卫生室的建设,投入 160 多亿元用于县乡村三级医疗卫生机构设备购置,并且重点投向中西部地区和边远地区的农村。以县级医院为龙头、乡镇卫生院和村卫生室为基础的农村三级医疗卫生服务网络逐步健全,基本实现村村都有卫生室、乡乡都有卫生院、每个县都有达标县级医院的目标。在城市,中央投入41.5亿元,支持了2382所社区卫生服务中心建设,城市社区卫生服务体系进一步完善,可及性不断提高。

在强化基层卫生服务体系的硬件设备的同时,国家也加强了软件投入,特别加强建设以全科医生为重点的基层人才队伍的培养。启动了全科医生培养基地建设,为基层机构在岗人员进行全科医生转岗培训。为中西部乡镇卫生院定向招收免费医学生,主要进行全科医学教育,从而增强社区基层卫生院的医疗力量。同时为中西部地区招聘乡镇卫生院执业医师2万多名,并大力开展长期对口协作、对口支援,吸引人才下基层。

通过基层医疗服务机构软、硬件的同步提升,基层卫生服务的功能和定位逐步清晰,从原来的"重治疗"逐步转向"预防为主、防治并重"。基层医疗机构的服务能力和水平大为提升。基层医疗机构的诊疗人次从2007年的29.41亿人次提高到2011年的38.06亿人次,实现逐年递增(表1-12、图1-7、图1-8),其中社区卫生服务中心、乡镇卫生院和村卫生所的增量尤为明显(详见表1-12、表1-13、表1-14),说明经过4年的医改,基层医疗卫生机构已逐渐发挥出其优越性,使人民群众"小病在基层、大病去医院"的就医新观念逐渐形成并成为可能,这也为实现畅通的分级诊疗、双向转诊打下了坚实的基础。

表1-12 基层医疗卫生机构诊疗人次(亿人次)

	2007	2008	2009	2010	2011
总计	29.41	29.63	33.92	36.12	38.06
社区卫生服务中心	1.27	1.72	2.61	3.47	4.09
社区卫生服务站	0.99	0.84	1.16	1.37	1.37
街道卫生院	0.29	0.20	0.26	0.43	0.46
乡镇卫生院	7.59	8.27	8.77	8.74	8.66
村卫生室	13.87	13.25	15.52	16.57	17.92
门诊部	0.51	0.51	0.61	0.66	0.71
诊所(医务室)	4.90	4.24	4.83	5.03	5.19

资料来源:《2012中国卫生统计提要》。

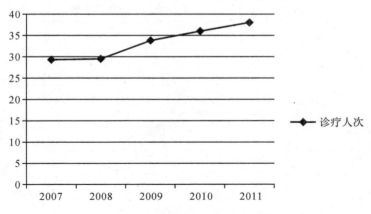

图 1-7　基层医疗卫生机构诊疗人次变化图

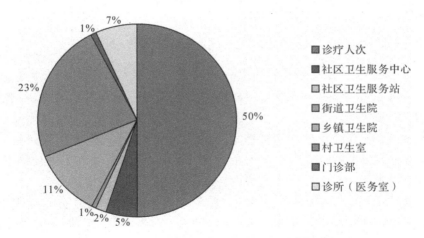

图 1-8　2011 年各基层医疗卫生机构工作量分布图

表 1-13　2005—2011 年乡镇卫生院的工作量

年份	诊疗人次（亿人次）	入院人数（万人）	病床周转次数（次）	病床使用率（%）	平均住院日（日）
2005	6.79	1622	25.8	37.7	4.6
2006	7.01	1836	28.8	39.4	4.6
2007	7.59	2662	36.7	48.4	4.8
2008	8.27	3313	42.0	55.8	4.4
2009	8.77	3808	42.9	60.7	4.8
2010	8.74	3630	38.4	59.0	5.2
2011	8.66	3449	35.2	58.1	5.6

表 1-14   2005—2011 年乡镇卫生院的工作量

年份	社区卫生服务中心				社区卫生服务站诊疗人次（万人次）
	诊疗人次（万人次）	入院人数（万人）	病床使用率（％）	平均住院日（日）	
2005	5938.5	26.6	60.7	17.2	6281.5
2006	8285.5	43.6	57.9	15.5	9378.9
2007	12712.4	74.3	59.6	13.1	9875.0
2008	17247.3	103.3	58.7	13.4	8425.1
2009	26080.2	164.2	59.8	10.6	11617.3
2010	34740.4	218.1	56.1	10.4	13711.1
2011	40950.0	247.3	54.4	10.2	13703.8

（四）基本公共卫生服务均等化程度明显提高

自 2003 年以来，政府就开始加强对公共卫生服务体系的建设，新医改以来，随着基本公共卫生服务均等化目标的提出，为了确保目标的顺利实现，政府主要实施了 10 类服务项目，包括：建立居民健康档案，健康教育，预防接种，高血压、糖尿病等慢性疾病管理，重度精神疾病管理，儿童保健，孕产妇保健，老年人保健，卫生监督协管，加强疾病防治与突发公共卫生管理。同时，进一步加大了对公共卫生服务体系的投入力度，人均公共卫生经费由 2009 年的人均 15 元提高到 2011 年的人均 25 元，增加了 67％。稳步实施扩大对适龄儿童接种疫苗等国家免疫规划项目。2009—2011 年，免费为 6832 万名 15 岁以下的人群补种乙肝疫苗，免费为 109 万余名贫困白内障患者实施复明手术。对 2726 万多名农村孕产妇住院分娩进行补助，农村住院分娩率达到 98.1％，超额完成任务。3 岁以下儿童和孕产妇系统管理率分布从 2005 年的 73.9％和 76.7％提高至 2011 年的 84.6％和 85.2％。高血压和糖尿病患者健康管理人数分别达到 6128 万和 1667 万，建档率达到 68.8％。

（五）公立医院改革试点有序进行

2009 年国务院《医药卫生体制改革近期重点实施方案（2009—2011 年）》（国发〔2009〕12 号）的发布，正式拉开了我国公立医院改革的序幕。方案指出：要坚持公立医院的公益性质，把维护人民健康权益放在第一位，实行政事分开、管办分开、医药分开、营利性和非营利性分开，推进体制机制创新，调动医务人员积极性，提高公立医院运行效率，努力让群众看好病。按照"适度规模、优化结构、合理布局、提高质量、持续发展"的要求，坚持中西医并重方针，统筹配置城乡之间和区域之间医疗资源,促进公立医院健康发展,满足人民群众基本医疗服务需求,切实缓解群众看病贵、看病难问题。构建公益目标明确、布局合理、规模适当、结构优化、层次分明、功能完善、富有效率的公立医院服务体系,探索建立与基层医疗卫生服务体系的分工协作机制,加快形成多元化办医格局,形成比较科学规范的公立医院管理体制、补偿机制、运行机制和监管机制,加强公立医院内部管理,促使公立医院切实履行公共服务职能,为群众提供安全、有效、方便、价廉的医疗卫生服务。形成公立医院改革的总体思路和主要政策措施,为全面推动公立医院改革奠定基础。

经过 4 年的改革试点,已有 17 个国家试点城市、37 个省级试点城市、超过 2000 家公立医院开展了改革试点。试点单位着重在公立医院政事分开、管办分开、医药分开、营利性与非营利性分开的具体实现形式上进行了积极的探索,特别在补偿机制、取消药品加成、调整服务价格等方面做出了积极探索,并取得了积极进展。同时,按照改革要求,试点医院为患者提供优质、便捷的服务,方便患者就诊;有效控制医药费用,减轻患者就医负担;同时持续改进医疗质量,加强医疗安全的管理,直接维护了群众的切身利益。

(六)存在的问题

经过多年的探索和实践,特别是新医改以来,我国在社会医疗保障体系的建设中取得了举世瞩目的成绩,在较短的时间内基本实现了"全民医保",成绩斐然。但在看到进步和成绩的同时,我们也不可否认,我国的医疗体制还存在不少的问题有待进一步完善和解决。

1. 保障水平相对较低

虽然目前我国的基本医疗保障体系上对全体居民实现了医疗保障全面覆盖,但总体上看,保障水平仍然较低,尤其是新型农村合作医疗和城镇居民基本医疗保险,自负比例较高,"看病贵"问题难以根本解决。在全国范围内,多数地区这两种保障制度的人均年筹资额还都不到 200 元。因筹资水平低,报销比例也低,特别是门诊部分,报销比例还不到 50%。这对相当一部分的慢性病患者来说是非常不利的,"因病致贫"现象不能从根本上得到遏制。另一比较突出的问题是,不同保障项目间的差距以同一保障项目的地区间差异较大。从不同项目间的情况看,城镇职工基本医疗保险人均筹资额全国平均在 1700 元左右,大致为新农合人均筹资额的 10 倍;同一项目地区之间的差距也很大。以新农合为例,北京市已经超过 500 元,而许多中西部地区农村则只有 120 元。

2. 多种医疗保险形式并存,管理和运行效率不高

目前我国的医疗保障制度是多元分割运行的体制,新型农村合作医疗、城镇职工基本医疗保险、城镇居民基本医疗保险分别以户籍为依据分布封闭运作。在城

镇,以就业为标准,城镇职工基本医疗保险和城镇居民基本医疗保险双轨并行。这样的一种并存制度带来了一系列的问题。一是各项医疗保险制度的目标人群存在交叉,造成资源的重复浪费。如在城镇企业就业的农民工,既可以根据工作性质参加城镇职工医疗保险,也可以在原籍参加新型农村合作医疗。二是多项医保制度的缴费分属不同的基金池,彼此至今互不相通,不能调剂,降低了医保基金的抗风险能力。三是各项制度分属不同主管部门管理,在增加行政管理成本的同时,也不利于医保政策的有效衔接。四是卫生资源分配不公。由于缴费水平不同,几项制度的给付待遇之间存在较大的差距。据《2011 中国卫生统计提要》显示,2011 年城镇职工医保基金收入为 3955.4 亿元,人均筹资 1666.5 元;城镇居民医保基金收入 353.5 亿元,人均筹资 181 元;新型农村合作医疗筹资总额为 1308.3 亿元,人均筹资仅 156.6 元。这种医保待遇的差距也进一步加大了城乡居民的收入差距,使医保公平性难以很好地体现。

3.医疗资源配置不合理,医保基金使用管理效率不高

虽然新医改以来,国家大力倡导发展基层医疗卫生机构的硬件和软件,加大在社区卫生服务机构和乡镇卫生院的投入力度。但不可否认,基层医疗机构和大医院之间在设备、技术、人才等各方面还是存在着很大的差距。这种资源配置的极度不平衡,导致居民看病"农村往城市跑,小病上大医院看",不仅造成"看病难",这种基本医疗服务向高层次医疗服务转化还加重了基金负担,降低了基金使用效率。除了资源配置不合理造成医保基金的使用效率低下以外,医保基金的管理效率也有待提高。目前国内的医保基金更多地强调基金的结余和偿付能力,而忽视了基金本身的宗旨,即提高医疗保障水平、促进居民健康。医保基金的筹集方式是现收现付,应追求当期平衡,结余应控制在合理范围之内。如果医保基金过度强调结余,过度控制医疗支出,尤其在起付线、共付比例、封顶线上控制过严,势必会加大居民医疗费用的负担,不利于医保作用的最大限度发挥。因此,要创新医保基金的管理方式,使结余控制在正常范围又不至于入不敷出,使基金既可持续运转又最大限度地保障居民的权益。

4.新型农村合作医疗面临新问题

新型农村合作医疗制度的实施,在减轻农民医疗负担、缓解因病致贫、因病返贫、保障农民健康上发挥了重要作用。特别是近几年来新农合参合率的进一步提升,95%以上的农民都参加了新农合,极大提高了农民的医疗保障水平。但是,随着新型农村合作医疗制度的不断深入,也暴露出一些问题。首先,保障范围和力度低下。虽然和完全自费相比,新型农村合作医疗的实施为农民减轻了很大一部分疾病负担,但和其他类型的保障形式相比,其保障范围和力度还是比较低下。特别是对门诊部分的报销比例相对较低,这直接影响了患者的疾病负担,也会带来就诊方式的主观转变。如随着老龄化的加剧和疾病谱的变化,慢性病已经成为影响居民健康水平的首要因素。慢性病患者病程长、短期疗效差,一般都需长期甚至终身药物治疗,而这种药物一般只需门诊服务,这就大大增加了居民的疾病负担。所以为了降低自负医疗费用,有些患者就出现主动要求住院治疗,这种小病大医的做法除了增加医保基金的浪费,还引起了医疗资源的浪费,导致县级医院床位更加紧张,甚至会影响重症病人的入院和诊疗。因此,从根本上改变这种畸形现象,就需要从提高新型农村合作医疗的保障水平上着手,使门诊和住院的报销比例渐趋一致,减少这种主观选择,而使卫生资源真正做到合理分配和使用。其次,新型农村合作医疗的筹资方式尚需进一步探索。2009 年医改以来,政府财政在新型农村合作医疗上的投入力度明显加大,人均补助最低额从 2009 年的 80 元增加到 2011 年的 200 元。虽然筹资水平大幅提高,这种增长更多的是各级政府投入增加的结果,个人承担的责任比较有限,缺乏有效的制度保障。全国仅江苏省制定了《新型农村合作医疗条例》,并明确了新农合的筹资增长机制,将新农合的筹资水平与当地农民人均纯收入结合起来,但实际操作中的可持续保障机制并不去除。稳定的资金来源是医保制度得以持续发展的前提。因此,我们应积极探索政府和个人在新农合筹资中的责任,因地制宜,建立与经济社会发展和当地卫生事业发展相适应的新农合筹资增长机制。

四、医疗体制改革与健康保险发展的关系

医疗体制是整个社会保障体系的重要组成部分,也是关系国计民生的基础性工程。建立覆盖城乡的医疗保障体系,需要社会医疗保险、商业健康保险、医疗救助等的协调发展和共同推动。

(一)商业健康保险的发展是推进医疗体制改革的必然要求

医疗体制不断改革和演进的目标是尽可能地保障人民享受公平合理的健康服务,包括医疗服务、健康管理等。不论是从我国医疗体制改革的历程,还是从国际上典型国家医疗体制的改革历程来看,在医疗体制建立的初期,由于受到经济社会发展的限制,初级阶段的目标一般定位于逐步满足广大人民群众的基本医疗服务,也就是由国家提供的社会医疗保险占主体,除了整个国家的医疗保障体系以商业健康险为主体的美国以外。这是医疗体制改革得以进一步推进的基础,也是实现医疗公平性的保证。

但是,随着社会经济的不断发展,单一的社会医疗保险在带给人民公平免费医

疗的同时,其弊端必定会逐步显现,如因缺乏行业竞争而导致的服务效率低下、服务质量欠佳、对一些自费项目仍需额外付费等。同时,随着社会经济的发展,人们的生活水平不断提高,对自身健康的关注度不断上升,对健康服务需求的数量和质量要求提升,这种基本性的社会医疗保险必定难以满足人们不同层次的需求,商业健康保险可以满足消费者多样化的保障需求,这就要求我们在发展社会医疗保险的同时,加大发展商业健康保险的力度。消费者对保险的需求通常取决于其风险状况、风险偏好、收入状况、家庭结构等因素。而社会医疗保险由于其强制性和普及性,一般采取统一标准缴费和给付,无法满足有差别的个性需求。因此,国家应鼓励商业健康保险充分发挥在保障程度和保障范围上的补充功能,从而构造完整的、多层次的医疗保障体系。发达国家的经验表明,即使是社会保险福利水平很高的国家,商业健康保险也会起到意想不到的特殊作用。如果说社会医疗保险是实现社会公平性的要求,那么商业健康保险就可以看作实现社会个性化发展的必然要求。

(二)商业健康保险是医疗体制改革的重要组成部分

一个完整的医疗保障体系势必要包括基本医疗保险、补充医疗保险及相应的医疗救助体系。基本医疗保险旨在覆盖尽可能多的普通民众,给社会提供基础性的保障,也是体现卫生公平性的重要手段,因此在医疗体制改革过程中属于基础性项目,也是各国政府医疗卫生体制改革初期的重点内容。在构建基于社会公平的医疗保障体系时,医疗救助体系旨在给社会的弱势群体提供基本的保障,也是实现社会公平的重要内容之一。随着医疗体制改革的不断推进,仅靠基本的社会医疗保险难以满足人们日益增长的对健康的需求和对医疗服务质量对要求,这就需要商业健康保险的介入。商业健康保险可以提供社会医疗保险不能满足的高端医疗服务;可以弥补社会医疗保险缺失的对特殊病种的医疗补偿,特别是针对慢性疾病的康复保健、癌症的特殊需求等;也可以根据社会经济的变动,灵活应对一些时代性健康问题,比如老龄化趋势下的健康养老服务等。这些都是医疗体制改革最终是否满足社会不同阶层需求的重要内容,也是医改能否最终为老百姓所接受的重要因素。

(三)商业健康保险是解决医疗体制改革中政府失灵的重要手段

市场经济下政府干预行为的局限性或政府失灵问题,是公共选择理论的核心问题。该理论对政府失灵的几种表现形式及其根源进行了较为深入的剖析,并就如何补救这种"失灵"提出了具体的政策建议。其主要观点有:政府失灵表现为公共决策失误、政府工作机构的低效率、政府的寻租以及政府的扩张等四个方面。为了矫正政府失灵,主要有两条思路:一是市场化改革,即试图通过把经济市场的竞争机制引入政治市场来提高后者的运行效率；二是宪法制度改革，即试图通过建立一套经济和政治活动的宪法规则来对政府权力施加宪法约束，通过改革决策规则来改善政治。如果完全依赖公共医疗保障体系，那么也将面临"政府失灵"的问题，具体表现：一是由于个人对健康保障的偏好难以合成社会偏好以及决策信息的不完全性，政府关于公共医疗保障体系的决策往往缺乏效率，甚至出现重大的公共决策失误；二是由于缺乏竞争压力、没有降低成本的激励机制以及监督信息不完备，公共医疗保障体系的工作机构往往效率不高；三是政府权力的介入导致医疗保障资源的过程中极易造成"寻租现象"，从而产生大量的社会成本，寻租还会导致不同政府部门官员的争夺权力，影响政府的声誉和增加廉政成本，另外，寻租还会诱发部门间利益、地区间利益、地方与中央间利益的博弈，造成市场发展的不平衡性和不公平性，最终损害广大民众的权益；四是利益集团与官僚机构的存在将导致政府扩张，容易使公共医疗保障体系陷入"官设、官办、官管、官督"的高度中央集权的组织管理模式。

（四）商业健康保险的发展能加快建立合理高效的医疗保障体制

医疗体制改革的一个重要课题就是如何提高整个医疗体系的运作效率以满足多方共同需求。正如前面所述，单一的社会医疗保险带来的必定是垄断、无竞争、低效率，这也正是医疗体制改革进程中亟待解决的问题之一，要有效解决这一问题又不损害人们享受医疗服务的利益需求，发展商业健康保险是必经之路。商业健康保险能够提升医疗服务体系运行效率。首先，国外发达国家的经验告诉我们，商业健康保险可以通过参与基本社会医疗，提高社会医疗保险的运行效率。由于社会医疗保险的国有性质，难免会存在缺乏动力、缺少专业经验的通病，商业健康保险相比社会医疗保险有着更专业的市场运作能力，特别是风险控制手段、经营理念、客户服务等方面，商业公司都有专门的团队进行开发和运作，能更高效地进行资金运作。因此，商业健康保险参与社会医疗保险的管理能提高社会医疗保险的运行效率。其次，商业健康保险的发展会产生与社会医疗保险的竞争关系。竞争是高效的源泉。在商业健康保险缺失的医疗保障体系中，社会医疗保险势必因为缺乏竞争而处于垄断的局面，进而造成工作效率低下、服务质量不高、资源浪费严重等缺陷，最终影响人们的就医感受、影响医疗保障体系的群众满意度。商业健康保险的发展相当于给社会医疗保险的平静湖面投入一颗石子，特别是对医疗系统。由于商业健康保险是一个综合保险和医疗的复杂系统，在发展商业健康保险的同时，商业保险公司为了风险控制的需要势必会采取医保合作，或者是直接开办医院的方式拥有自己的医疗团队。这样无形之中就给原来的医疗系统造成压力，必须改进技术、改善服务。通过这种竞争使整个社会医疗保障体系更显高效合理。

第二章
中国医改进程中的健康保险

引　言

　　第一章回顾了我国医疗体制改革的历史和特点,着重介绍了社会医疗保险部分在整个社会医疗体系中的地位、作用和发展的历程。如第一章(图 1-1)所示,商业健康保险也是社会保障体系的重要组成部分,在不同的历史时期对丰富和完善医疗保障体系,提升居民的健康水平,促进社会和谐发展发挥着自身特有的重要作用。近年来,随着我国医疗体制改革的不断推进,商业健康保险也呈现出蓬勃发展的势头,但由于我国商业健康保险起步晚、起点低,又受到多方因素的制约,至今发展还相对滞缓。本章着重通过介绍我国医改进程中商业健康保险的发展历史和现状,综合商业健康保险在医保保障体系中的特殊作用,分析我国商业健康保险发展面临的障碍和挑战。

一、中国医改进程中健康保险的发展历程

　　如第一章(图 1-1)所示,商业健康保险是整个社会医疗保障体系中的一部分,在保障公民健康、维持社会稳定中发挥着重要作用。新中国成立以来,随着我国医疗体制的演变和发展,商业健康保险也随之产生并迅速发展壮大,在整个社会保障体系中发挥着越来越重要的作用。纵观我国商业健康保险的历史,我们基本上可以把它划分为以下几个阶段:

(一)萌芽阶段(1982—1994年)

中国商业健康保险的起步可以追溯到1982年。原中国人民保险公司上海分公司经上海市人民政府批准经办了"上海市合作社职工健康保险",并经1982年试点后,在1983年1月正式实施。这是我国国内恢复保险业务后第一笔健康保险业务,标志着我国商业健康保险业务开始起步、发展。此后,中国人民保险公司抓住机遇、因地制宜,积极发展健康保险业务,推出了一系列健康保险产品。1985年,开始在部分地区试办附加医疗保险和母婴安康保险,当年保费收入1178万元;1987年,与上海市卫生局合作推出了"上海市郊区农民医疗保险";1988年,根据《中华人民共和国中外合资经营企业劳动管理规定》和《上海市中外合资经营企业劳动人事管理条例》,商业健康保险公司开始开办合资企业职工健康保险业务,保险责任部门包括门诊和住院医疗;1990年,为了配合计划生育政策,中国人民保险公司上海分公司推出了人工流产安康保险,与分娩节育保险、母婴安康保险共同形成了计划生育系列保险;1991年,中国人民保险公司率先开办了中小学生和幼儿园儿童住院医疗保险,年底时有近200万中小学生、幼儿参保;1994年与华西医科大学附属第一医院合作推出了按病重定额给付的健康保险。随着中国人民健康保险公司健康保险业务的不断开展,其他保险公司也随之相继推出了自己的一些产品。如中国人寿保险公司(当时为"中保人寿")在20世纪90年代初期推出了含补偿门诊医疗费的综合医疗保险;太平洋保险公司开办了大学生平安附加住院医疗保险;平安公司也于1993年推出了24款团体医疗保险产品,1994年又推出了5款个人医疗保险产品。

该时期商业健康保险发展的主要特征有:(1)从需求的角度来看,这一时期,在城镇地区,国家实行劳保医疗和公费医疗制度,基本上由国家、企业包揽职工医疗费用,在广大农村地区,农村合作医疗制度依然能够发挥一定的作用,农民的收入水平还相对较低,购买商业健康保险的能力有限,总体而言,社会大众保险意识不强,对商业健康保险的需求不大;(2)从供给的角度来看。这一时期的保险市场以财产保险为主,产寿险混业经营,健康保险并未作为主要的业务来经营,因此商业健康保险的有效供给能力极为有限;(3)从产品的角度来看,保险公司由于经验、数据匮乏、产品开发技术有限、风险控制手段欠佳,提供的健康保险产品责任比较简单,提供的保障有限,且大多局限于为局部地区提供团体医疗保障。

(二)起步阶段(1994—2003年)

20世纪90年代,随着我国社会经济的快速发展,人民的收入水平不断提高,对健康的需求也开始日益增加。此时又恰逢我国医疗体制进入实质性改革的阶段,由原来的公费医疗进入社会医疗保险的时代。这些都为我国商业健康保险的发展提供了有利的条件。

1.从外部环境来看,这一时期社会经济的发展以及我国医疗体制改革的进展为商业健康保险的发展提供了良好的发展契机

(1)商业健康保险需求不断增长。随着民众收入的增长和保险意识的增强,商业健康保险需求不断增长。进入20世纪90年代后,民众的收入大幅增加,在解决了基本温饱问题之后,民众越来越关心健康保障,商业健康保险需求随之增长。

(2)社会医疗保险改革为商业健康保险留了广阔的发展空间。由于城镇职工基本医疗保险保障程度有限,自付比例较高,一些经营效益较好的企业开始考虑建立职工补充医疗保险。同时,国家也逐渐意识到商业健康保险对整个社会医疗保障体系的作用,先后出台了一系列政策措施。1999年,财政部颁布了《关于加强职工基本医疗保险财务管理工作的通知》,规定"国家批准建立补充医疗保险的特定行业,其补充医疗保险费在职工工资总额4%以内部分,列支企业'应付福利',其不足列支部分,经同级财政部门核准后可以列入成本"。2002年5月,财政部、劳动与社会保障部联合下发了《关于企业补充医疗保险有关问题的通知》,明确企业有选择补充医疗保险形式的自主权,保险费在职工工资4%以内部分可以在税前列支。所有这些外部环境的发展,都为当时我国商业健康保险的发展提供了良好的条件。

2.从保险市场来看,市场竞争主体逐渐增多,产品渐趋多样化,保费规模不断扩大

(1)健康保险经营主体持续增加。2002年修订后的《中华人民共和国保险法》规定,财险公司经监管机构核定,可经营意外伤害和短期健康保险业务。从2003年开始,财产保险公司可以经营短期健康保险。这为形成健康保险市场的竞争格局扫清了法律障碍,使得有资格经营商业健康保险公司的主体增加到60家以上。大部分财产保险公司也从此逐步进入短期健康保险领域。这也彻底打破了人保一统天下的局面,商业健康保险市场开始进入市场竞争的时代。

(2)产品结构渐趋多样化。据统计,1992年全国销售的健康保险产品仅70余种。随着健康保险经营主体的不断增多、市场竞争的逐渐强化,保险公司纷纷学习和借鉴国外的经验,开发新的产品。1995年,我国首次推出个人附加定期重大疾病保险,提供了包括癌症、脑中风、心肌梗死、冠状动脉绕道手术、尿毒症、瘫痪和重要器官移植在内的7种重大疾病保障。随后,定额给付医疗保险、住院费用医疗保险、与基本医疗保险相衔接的补充医疗保险,以及包括住院和门诊医疗的综合医疗保险等产品不断出现。进入2000年以后,商业健康保险需求明显增长,与社会医疗保险衔接的各类补充医疗保险业务迅速发展,"保证续保"医疗保险、分红型重大疾病医疗保险产品开始出现,有的公司开始通过银行渠道销售健康保险产品,有的

公司开始开拓农村健康保险市场等。经过 10 余年的发展,保险公司已能提供健康保险产品近千种,涵盖疾病保险、医疗保险等健康保险的产品体系。

(3)保费规模不断扩大。商业健康保险经过几年的发展,保费收入也实现了持续增长。从 1996 年的 15 亿元,到 2000 年的 65.5 亿元,到 2003 年的 241.9 亿。从图 2-1 可以清楚地看出,特别是在 1999 年以后的几年,健康险的保费收入比之前有了较大的飞跃。2003 年的保费收入更是在 2002 年的基础上翻了近一番。在健康保险保费实现快速上涨的同时,其在人身保险保费收入中占的比重也不断上升。虽然在开始几年曾出现下降的趋势,但从 1998 年开始,比重开始稳步上升。到 2003 年,健康保险保费收入已占人身保险保费收入的 8%,比最低时期的 2.7% 增长了近 200%。

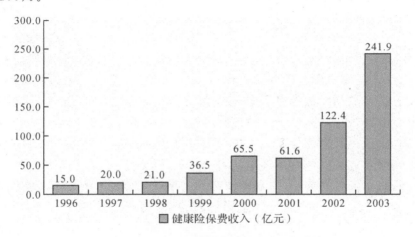

图 2-1　1996—2003 年我国商业健康保险保费收入

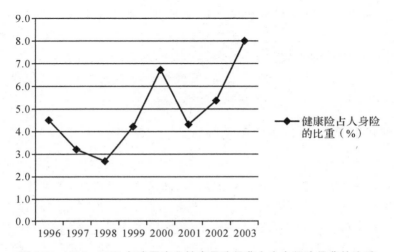

图 2-2　1996—2003 年我国商业健康保险保费占人身保险保费的比重

3. 从保险监管看,商业健康保险专业化经营的方向初步确立发展逐步规范

2002 年,中国保监会颁布了《关于加快健康保险发展的指导意见》(保监发〔2002〕130 号),鼓励保险公司加快发展商业健康保险,加强商业健康保险的专业化经营和管理,引导和规范行业的专业化发展进程。2003 年上半年,中国保监会颁布了《人身保险新型产品精算规定》,其主要目的是统一人身保险新型产品的技术标准,其中规定"分红保险可以采取终身寿险、两全保险或年金保险的形式。保险公司不得将其他产品形式设计为分红保险"。根据这一规定,分红型健康保险退出了市场。《人身保险新型产品精算规定》的出台和分红型健康保险的停售,对于进一步建立科学的健康保险核算基础、保护消费者权益、防范和化解健康保险经营风险,有着深远的影响。

综上所述,这一时期商业健康保险的发展具有以下特征。(1)居民收入不断增加,健康保险需求和购买力持续增强。我国社会经济的快速发展使居民收入不断增加,人们在满足基本温饱后开始关注健康保障问题,健康保险的需求不断增加。基本医疗保险保障制度的改革又使居民的健康保险需求得以释放。2001 年国务院发展中心市场经济研究所与中国保险学会等共同组织的"中国 50 城市保险市场调研"结果显示,在未来 3 年内,有 49.9% 的城市居民考虑购买商业保险,其中健康商业保险预期购买率达到预期消费者总数的 77%,成为未来 3 年中城市居民最希望购买的商业保险产品。(2)保险业务快速增长,产品更为丰富,保障更为充分。不论是主险还是附加险、个人险还是团体险、短期险还是长期险,均得到了不同程度的发展,逐步形成了以寿险公司为主的健康保险市场格局。商业健康保险开始进入农村市场,各类与基本医疗保险相衔接的补充医疗保险产品发展迅速。(3)健康保险核保、理赔技术相对较弱。虽然这个时期已有多家保险公司经营健康保险产品,但基本上都是沿用人身保险的核保理赔原则,缺乏健康保险的专业化经营。但由于健康保险险种存在跟保险、医学等行业的高度交叉性,投保过程的逆选择现象等特殊性,仅仅沿用人身保险的核保、精算和理赔原则势必会产生很大的问题,这也是制约当时健康保险更快发展的一个重要因素。

(三)快速发展阶段(2003 年至今)

随着国民经济的快速发展,人民收入不断增加,人们在实现温饱的基础上越来越关注自身健康,关心健康保障。与此同时,随着医改的进一步推进,政府也越来越意识到商业健康保险对整个医疗保障体系的重要性,越来越多的保险公司也加入了开发研制健康保险新产品的行列。所有这些都促使商业健康保险在这个阶段快速发展。

1. 保险需求持续增长

随着国民经济持续快速发展，人们对商业健康保险的购买力显著增强。连同人民生活水平一起增强的还有人们的健康风险意识和保险意识。从 2003 年"非典"疫情，到 2008 年三聚氰胺奶粉事件，再到 2009 年的"甲流"危机，一系列重大事件引发人们对健康风险的思考和担忧。生活环境中的健康风险因素日益增多，例如，水源污染、极端天气增多、工业和生活垃圾堆积、铅含量超标、汞含量超标、……。健康风险意识日益增强提高了消费者对商业健康保险的需求。据 2008 年卫生部公布的第四次国家卫生服务调查推算：2008 年，全国有医生明确诊断的慢性病病例数达到 2.6 亿；过去 10 年，平均每年新增近 1000 万例；其中，高血压病和糖尿病的病例数增加了 2 倍，心脏病和恶性肿瘤的病例数增加了近 1 倍。慢病出现年轻化趋势，癌症发病率逐年上升。高涨的健康风险意识和追求高质量生活的观念提高了对商业健康保险的需求。

2. 政策环境不断改善

随着全民建设小康社会、全力构建和谐社会进程的深入推进，多层次医疗保障体系建设的重要性和紧迫性越来越突出，商业健康保险发展得到了党和政府的高度重视。2006 年，国务院下发的《国务院关于保险业改革的若干意见》（国发〔2006〕23 号）明确提出："统筹发展城乡商业养老保险和健康保险，完善错层次社会保障体系。大力推动健康保险发展，支持相关保险机构投资医疗机构；积极探索保险机构参与新型农村合作医疗管理的有效方式，推动新型农村合作医疗的健康发展。"该文件明确指出，商业保险是社会保障体系的重要组成部分，并要求加大对专业健康保险公司等专业公司的扶持力度，促进商业健康保险的发展。2007 年 7 月，国务院下发《关于开展城镇居民基本医疗保险试点的指导意见》（国发〔2007〕20 号），召开了全国城镇居民基本医疗保险试点工作座谈会，确定了包括沈阳在内的首批 79 个试点城市，并决定用 3 年时间逐步在全国城镇全面推开。2009 年 4 月 6 日新医改方案公布，确立了基本医疗保障为主体，其他多种形式补充医疗保险和商业健康保险为补充，覆盖城乡居民的多层次医疗保障体系模式。商业健康保险在医疗保障体系中的地位被进一步明确。2013 年 9 月，国务院印发《关于促进健康服务业发展的若干意见》（国发〔2013〕40 号）明确提出要积极发展商业健康保险。在完善基本医疗保障制度、稳步提高基本医疗保障水平的基础上，鼓励商业保险公司提供多样化、多层次、规范化的产品和服务。鼓励发展与基本医疗保险相衔接的商业健康保险，推进商业保险公司承办城乡居民大病保险，扩大人群覆盖面。积极开发长期护理商业险以及与健康管理、养老等服务相关的商业健康保险产品。这些政策的颁布，为我国商业健康保险的发展指明了方向，夯实了政策基础。

3.保费收入快速增长,产品呈现多样化特点

2003 年至今 10 年时间中,保费收入从 2003 年的 241.9 亿元上升到 2013 年的 1123.5 亿元。特别是随着我国新医改的开始进行并实施,2009 年我国的健康险保费收入开始出现快速增长的态势。从 2009 年的 574 亿元,到 2010 年的 677.5 亿元,到 2011 年的 691.7 亿元,最令人欣喜的是 2013 年我国的商业健康保险保费收入突破了千亿元大关(如图 2-3 所示)。同时,健康险的保费收入占人身保险保费的比重也在稳步提高。特别是从 2010 年到 2013 年,我国商业健康保险的保费收入占人身保险保费的比重从 6.4% 上升到了 10.2%(如图 2-4 所示)。这在人身保险也同步快速发展、保持持续增长的时期内,更说明了我国商业健康保险在这几年的良好发展态势。除了保费收入的快速增加,在这个时期内,健康保险的产品也日益丰富。针对不同目标人群的个性化产品也开始层出不穷。如太平人寿推出的"金盾团体医疗保险",成为市场最早一批面向中高端企业客户的团体健康医疗保险;还推出"环球团体医疗保险",客户群扩展到外籍人士,最高保额达 1600 万元,在全球范围内为被保险人提供包括医疗、护理、生育、救援等一系列全方位的医疗健康保障,并采用第三方 TPA 服务管理,提供医疗费用直付等高端医疗保障服务。针对特定人群(如女性、青少年、母婴、老年人等)的针对性健康保障计划也不断推出。国泰人寿推出专门为妇婴设计的保险计划——国泰康乃馨妇婴保险计划,为怀孕女性和即将出世的婴儿提供双重保障。长城人寿推出"爱相依母婴专属保险"。友邦保险推出"友邦康乐成长医疗保险计划",为成长中的少年儿童提供健康保障产品。生命人寿与大童保险联合推出的"女性婚姻保险",由主险"红玫瑰"年金保险和附加"红玫瑰"女性疾病保险组成,集养老、健康、保障、医疗、理财、豁免于一体。阳光财险专门针对老年人骨折风险,推出了"老益壮"的老人骨折医疗保险。除此之外,还有各种针对不同疾病的补充医疗保险险种也不断推陈出新,有专门针对肿瘤的癌症疾病保险,有覆盖失能的重疾产品,等等,健康险市场的险种在这个时期快速增加、日趋丰富。

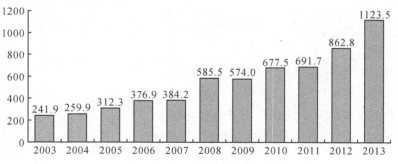

图 2-3　2003—2013 我国商业健康保险保费收入

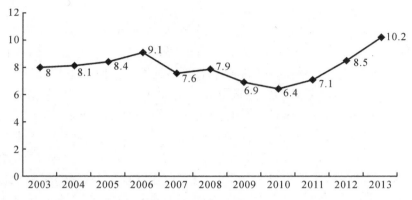

图 2-4　2003—2013 年我国商业健康保险保费收入占人身险保费收入比(%)

4. 专业化经营不断加强

在我国商业健康保险的发展初期,都是有人身险公司经营健康保险业务,势必会在产品研发、核保理赔等方面存在偏差和瓶颈。2003 年 10 月,保监会主办首届健康保险发展论坛,提出"走专业化道路,实现跨越式发展"的目标。2005 年 4 月,中国人保控股公司(现中国人民保险集团股份有限公司)发起成立第一家专门的健康保险公司——中国人民健康保险股份有限公司(简称"人保健康")正式开业,标志着我国健康保险的专业化经营道路迈出了关键性的一步。当年共有 5 家专业健康保险公司获准筹建。2005—2006 年,人保健康、平安健康、昆仑健康和瑞福德健康(现已改名为和谐健康)4 家专业健康保险公司相继开业。截止到 2012 年,有近百家保险公司开办了各类健康保险业务,其中包括上述 4 家专业健康保险公司(人保健康、平安健康、昆仑健康和和谐健康),形成了经营主体多元化的健康保险市场的竞争格局。到 2013 年底,4 家专业健康保险公司的保费收入突破了百亿元大关,达到了 106.0 亿元,与 2006 成立初始的 9.4 亿元相比,在短短的 7 年时间内增长了十几倍。专业健康保险公司的保费收入在整个健康保险市场保费收入中的份额也越来越突出,从 2006 年的 2.5% 上升到 2013 年的 9.4%。专业健康保险公司在整个健康险市场中的地位越来越突出,随着专业化理念的更加深入、保险公司专业化能力的不断增强、政府专业化监管的不断强化,相信专业健康保险在未来几年会迎来更喜人的发展。除了建立专业化的健康保险公司,在专业化经营理念的指导下,近几年来,我国健康保险公司在吸取国际先进经验的基础上,积极探索了"健康保险＋健康管理"的专业化经营理念;同时也进行了"管理式医疗"的尝试。专业化经营的理念深入人心。

5. 保险监管逐步规范

2005 年,为鼓励并引导商业健康保险参与新农合,保监会专门发布了《关于完善保险业参与新型农村合作医疗试点工作的若干指导意见》。2006 年 8 月,保监会颁布《健康保险管理办法》,这是商业健康保险第一部专门化监管规章。该办法统一了财险公司、寿险公司、专业健康保险公司在健康保险业务经营上的监管标准,为多种主体的公平竞争提供了制度保障,明确了商业健康保险在经营管理、产品管理、销售管理、负债管理等方面的基本监管要求。该办法贯穿了推进健康保险专业化经营的思想,明确了经营健康保险的专业化条件,健康险专业化监管框架初步形成。2009 年,保监会在新医改方案出台后发布了《保险业深入贯彻医改意见积极参与多层次医疗保障体系建设的意见》。文件指出,保险行业在"大力发展商业健康保险,满足多样化的健康保障需求"和"加强管理,不断提高保险业健康保障服务能力"的同时,要"积极参与基本医疗保障经办管理服务""积极探索参与医疗服务体系建设"。鼓励行业"探索健康保险与健康管理结合的综合保障服务模式,逐步实现健康维护、诊疗活动的事前、事中和事后全程管理。积极推行健康教育、健康咨询、慢性病管理等服务,增强民众健康意识,改善生活方式,预防疾病发生发展。创造条件建立客户健康档案,通过多种途径与医疗机构实现客户健康档案和诊疗信息的共享。积极探索与医疗机构风险分担、利益共享的经营模式"。《意见》的出台为保险行业参与新医改指明了方向。

综上所述,这一时期社会大众对健康保险的需求较大,促进了各大保险公司的发展,并着力开发适应不同人群需求的不同险种,使整个时期的健康保险呈现快速发展的态势。政府明确了商业健康保险公司的定位,即商业健康保险公司与基本医疗保险同属于社会医疗保障体系的有机组成部分。保险监管进一步规范,保监会下发了一系列文件配合中央对健康保险的定位和要求,并根据行业特点进一步规范专业化经营。在中央指示、保监会规范的前提下,各经营健康保险的公司秉承专业化经营的理念,积极开展了以健康保险业务为核心、以健康管理服务为载体,通过培育和发挥专业化技术优势。差异化竞争优势和精细化管理优势,积极参与国家医疗保障体系建设,为民众提供多层次的健康保障服务。

二、中国健康保险发展的现状

随着我国国民经济的持续发展,医疗体制改革不断深入,人们对健康保险的需求越来越旺盛,政府对健康保险业发展的态度也越来越明朗。保险业紧紧抓住这个发展的契机,深入贯彻中央精神,积极探索经营理念、创新产品,健康保险市场实现了较快发展,呈现了多元化竞争的市场格局。

（一）市场规模

从数量上来说，我国健康险的保费规模在近几年一直呈上升趋势，保费增速高于其他保险市场。2013 年，我国保险业的原保费收入为 17222.2 亿元，比上年增加 1734.3 亿元，同比增长 11.2％（详见表 2-1）。其中，人身险市场保费收入 11010.0 亿元，占总保费收入的 65.6％，比上年增加 853 亿元，同比增长 8.4％；健康险保险市场保费收入 1123.5 亿元，占人身险保费收入的 10.2％，占总保费收入的 6.5％，比上年增加 260.7 亿元，同比增长 30.2％。可以看出，在 2013 年，健康保险市场的增速在整个保险市场中位居前列。除了保费收入水平的整体提升以外，近年来我国商业健康保险的保险密度和保险深度也保持了不同程度的增加（详见表 2-2、图 2-5、图 2-6）。从表中可以看出我国健康保险的密度从 2007 年至今基本上实现了持续增长，从 2007 年的 29.1 元/人，增加到 2012 年的 63.9 元/人，短短 5 年时间增加 1.2 倍。说明商业健康保险在我国社会中的作用持续增强，覆盖率逐年提高。健康保险的深度近几年来未有大幅提高，这与健康保险保费总额偏低，国内生产总值绝对量大大高于健康险保费总额有关。所以在健康保险总盘子相对偏小的情况下，很难在短期内实现在保险深度上的较大提升。

表 2-1　2007—2013 年我国保险市场保费收入情况

年份	健康险保费收入（亿元）	人身险保费收入（亿元）	总保费收入（亿元）	健康险保费收入占人身险保费收入比（％）	健康险保费收入占总保费收入比（％）
2007	384.2	5038.0	7035.8	7.6	5.5
2008	585.5	7447.4	9784.1	7.9	6.0
2009	574.0	8261.5	11137.3	6.9	5.2
2010	677.5	10632.3	14528.0	6.4	4.7
2011	691.7	9721.4	14339.2	7.1	4.8
2012	862.8	10157.0	15487.9	8.5	5.6
2013	1123.5	11010.0	17222.2	10.2	6.5

表 2-2　2007—2012 年健康保险密度、深度

年份	健康险保费收入（亿元）	国内生产总值（亿元）	总人口（万人）	健康保险密度（元/人）	健康保险深度（％）
2007	384.2	249530.0	132129.0	29.1	0.15
2008	585.5	300670.0	132802.0	44.0	0.17

续 表

年份	健康险保费收入（亿元）	国内生产总值（亿元）	总人口（万人）	健康保险密度（元/人）	健康保险深度（%）
2009	574.0	335353.0	133474.0	43.0	0.17
2010	677.5	401512.8	134091.0	50.6	0.17
2011	691.7	473104.1	134735.0	51.2	0.15
2012	862.8	519470.0	135404.0	63.9	0.17

　　资料来源：健康险保费收入摘自中国保险监督管理委员会网站统计数据；国内生产总值、总人口摘自国家统计局网站公布的统计数据。

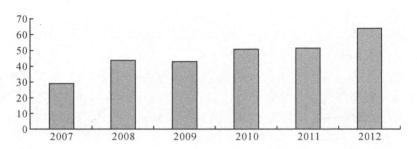

图 2-5　2007—2012 年我国健康保险密度变化趋势

资料来源：根据中国保险监督管理委员会网站公布数据整理。

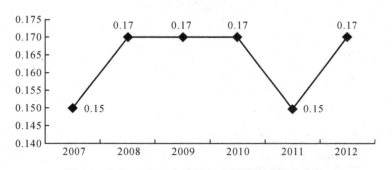

图 2-6　2007—2012 年我国健康保险深度变化趋势

资料来源：根据中国保险监督管理委员会网站公布数据整理。

　　从业务发展的质量来看，根据中国保监会网站公布的数据资料显示，2013 年我国商业健康保险的赔付支出额为 411.1 亿元，比上年增加 112.9 亿元，赔付率也有所提高，从 2012 年的 34.6% 增加到 2013 年的 36.6%（详见图 2-7）。而且从图 2-7 可以看出，近年来我国商业健康保险的赔付率一直居高不下，2011 年甚至达到了 52%。与同期的人身保险赔付率有着较大的差距。这也是目前商业健康保险发展滞缓的一个重要原因。高赔付率一方面是由于健康险本身出险概率较高，赔付额较大所引起；另一方面，也是最重要的方面，是由于我国目前的健康保险公司在专业化经营水平、风险控制水平还较为薄弱，有待进一步提高。

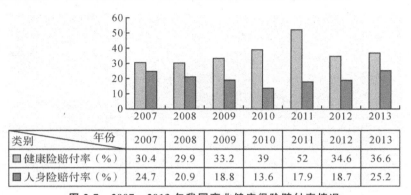

类别　　　　年份	2007	2008	2009	2010	2011	2012	2013
健康险赔付率（%）	30.4	29.9	33.2	39	52	34.6	36.6
人身险赔付率（%）	24.7	20.9	18.8	13.6	17.9	18.7	25.2

图 2-7　2007—2013 年我国商业健康保险赔付率情况

资料来源：根据中国保险监督管理委员会网站公布的统计数据整理。

（二）市场格局

随着我国商业健康保险业务的快速发展，健康保险市场也呈现出多元竞争的局面。经营主体不断增加。据 2011 中国健康保险发展研究报告显示，到 2011 年，我国获准经营健康保险业务的保险公司数量为 91 家，其中财产保险公司 50 家、人寿保险公司 37 家（不含专业健康保险公司）、专业健康保险公司 4 家。从图 2-8 中可以看出：从 2007 年到 2010 年获准经营健康保险的公司数量呈现上升的态势，而从 2010 年到 2011 年稳中有降；但从上升的绝对数量上看，从 2007 年到 2009 年增长的绝对数量几乎保持稳定，从 2009 年到 2010 年绝对数量的增长值下降，到 2011 年出现了负增长。

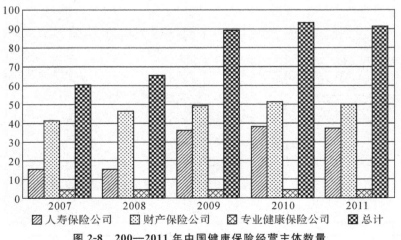

图 2-8　200—2011 年中国健康保险经营主体数量

1.财产保险公司

财产保险公司在经营主体上相对较少,并且由于保监会规定财险公司只能经营短期健康险,因此规模相对较小,市场份额保持在 7% 左右。从表 2-3 可以看出,在经营健康险的主要财产保险公司中,只有人保财险的市场份额超过了 1%,为 3.36%,其他财险公司的市场份额均在 1% 以下。因此,总体来说,财产保险公司在健康保险市场中的保费收入较低,市场份额较小。

表 2-3 2011 年主要财产保险公司经营健康保险的情况

保险公司名称	原保费收入(亿元)	市场份额(%)
人保财险	26.22	3.36
太保财险	7.29	0.93
大地财险	6.74	0.86
平安财险	4.34	0.56
中华联合	5.09	0.65
小计	49.68	6.37

2.人寿保险公司

人寿保险公司无论从健康保险经营主体数量还是从保费收入上都处于绝对领先的地位。就 2011 年来说,人寿保险公司的健康险保费收入为 617.19 亿元,在健康保险市场中的份额一直保持在 80% 左右。从表 2-4 可以看出,市场份额超过 1% 的就有 11 家公司,其中中国人寿股份有限公司(中国人寿)以 20.86% 的市场份额稳居市场第一,平安人寿以 18.18% 的市场份额紧随其后。太保寿险和新华人寿的市场份额跟前两者相比虽然差距很大,但在整个市场份额中也超过了 5%,排在前列。

表 2-4 2011 年主要人寿保险公司经营健康保险的情况

保险公司名称	原保费收入(亿元)	市场份额(%)
中国人寿	162.74	20.86
平安人寿	141.85	18.18
太保寿险	55.02	7.05
新华人寿	52.55	6.74
泰康人寿	37.82	4.85
平安养老	25.66	3.29
太平人寿	18.26	2.34

续　表

保险公司名称	原保费收入（亿元）	市场份额（%）
友邦保险	20.15	2.58
国寿续存	13.37	1.71
人保寿险	19.95	1.40
中意人寿	6.76	0.87
民生人寿	6.46	0.83
信诚人寿	5.65	0.72
英大人寿	8.51	1.09
招商信诺	5.79	0.74
小　计	571.53	73

3. 专业健康保险公司

4 家专业健康保险公司的健康险保费收入总体上保持着高速增长的趋势，2011 年在整个健康保险市场中的份额占 14.73%。人保健康以 93.87 亿元的保费收入位居四大专业健康保险公司之首；昆仑健康紧随其后，保费收入为 6.86 亿元；平安健康和和谐健康的保费收入分别为 3.96 亿元和 2.3 亿元。从市场份额来看，在四家专业健康保险公司中，只有人保健康的市场份额超过 1%，为 12.03%，其余 3 家公司的市场份额均小于 1%。由此看见，专业健康保险公司在我国健康保险市场中的发展水平整体上还处于较低的水平，跟欧美发达国家存在着不小的差距。

表 2-5　2011 年专业健康保险公司经营健康保险的情况

保险公司名称	原保费收入（亿元）	市场份额（%）
人保健康	93.87	12.03
昆仑健康	6.86	0.88
平安健康	3.96	0.51
和谐健康	2.30	0.30
小　计	116.25	14.90

从上述三类保险公司经营的健康保险规模可以清楚地看出，我国的商业健康保险市场中，近几年来虽然经营主体不断增加，竞争环境有所改善。但整体上还是主要的几家保险公司如中国人寿、平安寿险、人保健康、太保寿险等占据了健康保险市场的半壁江山，呈现出寡头垄断的局面。

(三)产品结构

根据目前我国的相关规定,寿险公司、专业健康保险公司和财险公司均可在取得许可后经营商业健康保险产品,其中财产保险公司只允许经营短期险种。各大保险公司面对巨大的市场需求,出于抢占市场份额的目的,近年来不断推出了各种商业健康保险产品。根据中国保险行业协会网站统,截至 2009 年 9 月底,备案销售的健康保险产品共计 1546 款,是 2005 年备案销售产品数量的 5 倍多。其中,疾病保险产品 552 款,医疗保险 963 款,护理保险 15 款,失能收入损失保险 16 款(见图 2-9)。到了 2011 年我国商业健康保险市场的健康保险产品就有万余种(详见表 2-6)。从表 2-6 可以看出,在众多产品中,从期限结构来看,短期险的产品数量远多于长期险的数量。这与短期健康险的经营主体较多(包括了财险公司)、险种开发难度相对较小、灵活度和可变度相对较大有关。从购买主体上来看,团体健康险的险种数量比长期健康险的险种数量多,主要体现在短期团体险的数量最多。从险种结构来看,2011 年疾病保险实现了保费收入 370.46 亿元,占当年全部健康保险保费收入的 53.56%;仅次于疾病保险的是医疗保险,实现保费收入 316.65 亿元,占比 45.78%。失能保险和护理保险所占份额几乎可以忽略不计,均不足 1%。

由此可见,虽然我国商业健康保险的品种数量很多,但是在这些健康保险品种中,却存在严重的发展不均衡问题。突出表现在品种的类别上,其中医疗、疾病类的保险产品占到了健康保险品种的 97% 以上;其他类像护理等品种的占比极低,特别是护理和失能两类产品的极度偏低,对目前我国老龄化加剧的态势是极为不利的。因此,随着我国老龄化进程的不断加剧,发展长期护理保险和失能保险也应该成为我国商业健康保险今后发展的一个重要方向。

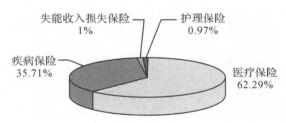

图 2-9 健康保险各类型产品占比

表 2-6 2010—2011 年中国在售商业健康保险产品数量(个)

年份 \ 类别	短期		长期		合计
	个人	团体	个人	团体	
2010	6350	10350	6144	840	23684
2011	3958	7657	1474	95	13184

(四)区域格局

由于区域发展不平衡,我国健康保险业也呈现出空间比例失调,地区差异显著的局面。基于区位、资源禀赋等结构性差异,中国的沿海地区一直是新时期工业化的重点,进而在经济发展上明显领先于中西部地区。各保险公司为了追求资源配置效益,经营重点向经济相对发达、市场体系相对完备、基础设施相对健全、人均收入相对较高的东部沿海地区倾斜。由于经济和风气领先地区具备有利的保险需求环境,而且易于聚集资金、人才、技术、信息等资源,因此保险业也得到了快速发展,其发展速度远远高于中西部地区。健康保险业务的发展也体现了类似规律。从2013 年的健康保险保费规模来看(表 2-7),健康保险保费规模超过 50 亿的有 6 个省份,其中北京和广东均突破了百亿元大关;紧随其后的是山东、江苏、上海和四川;保费规模在 20 亿到 50 亿元之间的有河南、浙江、河北、湖北、福建、湖南、辽宁、安徽、新疆、云南、重庆、陕西、黑龙江、吉林、山西、天津等 17 个省份;10 亿到 20 亿元之间的有广西、内蒙古、江西、甘肃、贵州等 7 个省份;而低于 10 亿元的有宁夏、青海、海南、西藏等 6 个省份。从区域分布来看,位于排名前列的大多是东南沿海地带省份,而排名相对靠后位于西北内陆地区的省份的大多是。而且从 2012 年和2013 年的排名对比中我们也不难发现,不管是排名前列的还是排名靠后的,整体的趋势还是非常一致。如 2013 年健康保险保费收入前 6 名的省份跟 2012 年前 6名的省份是一致的,只是各自的排名略有变动;无独有偶,2013 年健康保险保费收入排名最后的 5 个省份跟 2012 年也是一致的,各自排名可能会略有差异。

以上数据均表明我国健康保险发展存在地区不均衡现象,东部发达地区为健康保险保费收入的主要来源,而西北和西南地区则为健康保险发展相对滞缓地区,这也与我国东富西贫的经济结构有着密不可分的关系。

表 2-7　2012—2013 年我国区域保险市场保费收入及排名(万元)

2012				2013			
地区	总保费	健康险	排名	地区	总保费	健康险	排名
广　东	12908561.91	813733.96	1	北　京	9944445.36	1056751.72	1
北　京	9230871.31	800565.68	2	广　东	14341486.36	1014244.87	2
江　苏	13012804.80	592864.72	3	山　东	11014356.26	772877.10	3
上　海	8206368.07	574795.57	4	江　苏	14460778.02	764148.59	4
山　东	9677479.93	552593.68	5	上　海	8214286.69	678533.87	5
四　川	8195283.43	418973.38	6	四　川	9146768.91	518662.30	6
浙　江	8198769.77	372894.32	7	河　南	9165234.88	494875.06	7
河　南	8411318.01	370950.82	8	浙　江	9244182.79	487456.70	8
河　北	7661582.99	341860.97	9	河　北	8375850.30	439436.24	9
福　建	3847788.42	282837.52	10	湖　北	5873983.01	394534.86	10
湖　北	5333105.59	276980.69	11	福　建	4630608.22	352221.14	11
深　圳	4012657.05	248060.48	12	湖　南	5085651.96	327190.89	12
湖　南	4651142.74	245456.99	13	深　圳	4687626.16	298622.46	13
辽　宁	4024157.79	231575.42	14	辽　宁	4466513.65	290703.26	14
云　南	2712984.03	206719.00	15	安　徽	4830124.23	276008.20	15
安　徽	4536125.17	194024.82	16	新　疆	2734861.40	251999.88	16
新　疆	2355603.68	191850.67	17	云　南	3207743.25	250613.60	17
黑龙江	3441498.37	182918.98	18	重　庆	3592327.51	244802.12	18
重　庆	3310267.03	171941.61	19	陕　西	4174519.55	231672.53	19
陕　西	3653273.14	170815.62	20	黑龙江	3843234.52	226541.19	20
山　西	3846491.09	162001.69	21	吉　林	2664427.30	201890.92	21
天　津	2381571.50	148109.96	22	山　西	4123840.38	201636.56	22
广　西	2382587.13	135350.45	23	天　津	2768019.81	200720.13	23
内蒙古	2477437.20	125971.20	24	广　西	2754732.94	174054.88	24
江　西	2717188.84	125249.10	25	内蒙古	2746908.65	171250.61	25
吉　林	2325407.21	122192.63	26	江　西	3179534.27	165294.90	26
青　岛	1602880.55	102164.81	27	大　连	1760042.09	116701.15	27

续　表

2012				2013			
地　区	总保费	健康险	排名	地　区	总保费	健康险	排名
大　连	1606199.48	93084.77	28	青　岛	1789854.28	115276.73	28
甘　肃	1587674.91	82565.71	29	甘　肃	1801517.73	110898.55	29
贵　州	1502155.49	60215.79	30	贵　州	1816151.91	104332.07	30
宁　夏	626882.77	58312.00	31	厦　门	1117845.33	71913.70	31
厦　门	929176.67	54730.83	32	宁　夏	727028.52	71624.38	32
宁　波	1647056.24	52088.28	33	宁　波	1854981.44	58904.00	33
海　南	602705.69	27591.21	34	青　海	390154.84	43504.82	34
青　海	324007.53	19888.17	35	海　南	726055.97	34092.32	35
西　藏	95372.34	7763.98	36	西　藏	114309.15	11247.05	36

三、中国健康保险面临的机遇和挑战

　　虽然我国的商业健康保险起步晚，至今仅有二三十年的发展时间，从保费规模、保险密度、保险深度和保障水平上与发达国家相比还存在着加大的差距。但我们应该看到，随着我国经济的持续发展、人民收入水平的不断提高，人们对健康保障的需求将会大量增加，再加上老龄化进程的加速、疾病谱的变化等客观因素的影响，只要我国的商业保险公司能抓住机遇，提升自身产品开发、风险管控等专业能力，商业健康保险的蓬勃发展将指日可待。

（一）机遇

1.新医改为商业健康保险发展提供了良好的政策环境

　　2002年国务院总理温家宝连续两次对商业健康保险做出重要批示："逐步发展商业健康保险，并把商业医保结合起来，不仅有利于满足广大群众的医疗需求，而且有利于发展经济，稳定社会。"2006年下发的《国务院关于保险业改革发展的若干意见》中明确了商业保险在社会保障体系中的地位，并为健康保险的发展指明了方向和道路。

　　2009年3月，中共中央和国务院下发了《关于深化医药卫生体制改革的意见》（以下简称《意见》）。《意见》指出"加快建立和完善以基本医疗保障为主体，其他多种形式补充医疗保险和商业健康保险为补充,覆盖城乡居民的多层次医疗保障体系"——明确了商业健康保险的地位。强调"积极发展商业健康保险。鼓励商业保险机构开发适应不同需要的健康保险产品,简化理赔手续,方便群众,满足多样化的健康需求。鼓励企业和个人通过参加商业保险及多种形式的补充保险解决基本医疗保障之外的需求"——鼓励商业健康保险的发展。《意见》还指出"在确保基金安全和有效监管的前提下,积极提倡以政府购买医疗保障服务的方式,探索委托具有资质的商业保险机构经办各类医疗保障管理服务"——提倡商业保险参与各类基本医疗保障经办管理。保险业经办基本医疗保障管理,参与医疗服务体系建设,将进一步优化商业健康保险的经营环境,夯实商业健康保险的经营基础,带来"规模经济"效应。除了能提高商业保险的品牌美誉度;还能通过参加各地医疗服务监督组织、完善保险公司与定点医院的合作模式等发挥医疗保障对医疗服务的制约作用,有利于控制医疗风险,促进基本医疗保险补充业务的创新;通过加强信息化基础建设,搭建"医保通"平台,为商业健康保险业务的风险管控和数据积累奠定技术基础。

2. 人民群众对健康保障的需求大量增加

社会需求是拉动健康保险发展的重要力量,人民群众对健康保险有着广泛和多样化的需求,而且,随着社会经济的不断发展和人们生活水平的提高,人们对健康保障的要求会越来越高。从国外的经验看,健康保险支出无论是绝对值还是在居民消费中的占比都越来越高,这是必然的发展趋势。改革开放30年来,中国经济保持持续增长态势,1980—2006年间,中国GDP由4518亿元增长到209407亿元,以等价购买力计算,中国已进入世界经济前5强,财政收入由1159亿元增长到39344亿元。在这一过程中,人民生活普遍显著改善,总体达到小康水平,并形成了一个富裕阶层。统计数据显示,2001—2006年农村居民全年可支配收入净增1221元,平均每年增加244元,而同期城镇居民全年可支配收入净增4899元,平均每年增加980元。伴随着居民收入水平的不断提高,人民群众的健康保险意识逐步增强,对健康保障的需求也日益高涨。人们已经不再满足于简单的疾病医疗等服务,对预防保健、健康教育、医疗指导等综合服务的需求越来越强烈。国务院发展研究中心在全国50城市的保险需求调查显示,居民对健康保险的预期需求高达77%,在人身险各类业务中居第一位。人民群众对医疗保障的需求非常旺盛,没有社会基本医疗保险的群众需要健康保险,参加社会医疗保险的群众需要更高的医疗保障,富裕的人们需要健康保险提供高品质的风险保障,更好地医疗服务和健康管理。

我国城镇化的不断推进也促进了人民群众健康保障需求的释放和健康消费支出的增长。城镇化的推进会影响居民的社会观念、生活方式和消费结构。有研究显示,城镇化率对农村居民消费结构的影响很大,其中受城镇化率影响最大的是医疗保健,两者呈较强相关关系。随着医疗保障体系的完善和药品市场的逐步规范以及人们健康保健意识的增强,医疗保健消费将得到较快增长。一方面城镇化的过程促进了居民消费水平的增长和消费结构的升级,另一方面居民消费的增长又推进了城镇化进程。因此,在推进城镇化过程中应逐步健全医疗、养老、子女教育等社会保障制度。同时,城市城镇化的过程势必造成人口的流动,流动人口的生存发展也为社会保障特别是健康保障提出了新的需求。虽然流动人口参加各类社会保险的比重稳中有升,但据《中国流动人口发展报告 2012》显示,流动人口在流入地的"五险一金"中的参加比重均不超过 30%。挖掘这部分人口的健康保障需求对商业保险公司来说应该具有十分重要的战略意义。

3.人口老龄化的不断加剧

按照国际通行标准,自 2000 年我国就已进入老龄化社会。到 2011 年底,我国 60 岁以上的老年人已达到 1.85 亿,占中国总人口的 13.7%,约占亚洲老年人口量的 1/2,约占世界老年人口总量的 1/5。目前,中国已经成为世界上老年人口数量最多和老年人口增长速度最快的国家。预计到 2030 年,65 岁以上的老龄人口将达 2.38 亿(详见表 2-8),占总人口的 16.4%,产生一个倒金字塔的重度老龄化人口构造(四个老人,两个中年,一个小孩)。人口老龄化必将催生出对护理保险等新兴险种的巨大需求。

表 2-8　2005—2030 年世界老龄化人口增加数量前 10 国(百万)

国家	总人口	65 岁以上人口		老龄人口增加
	2030 年	2005 年	2030 年	2005—2030 年
1.中国	1458	100.5	238.4	138
2.印度	1508	58.5	133.1	78.8
3.美国	368	38.8	71.1	34.3
4.巴西	238	11.5	29.7	18.2
5.印尼	280	12.5	30	17.5
6.日本	118	25.3	38.2	11
7.墨西哥	128	6.1	15.8	9.7
8.孟加拉	218	5.4	14.9	9.5
9.巴基斯坦	240	6.2	15.4	9.2
10.越南	110	4.7	12	7.3
世界	8318	477.4	978.9	499.6

资料来源:World Economic Forum,2009。

首先,老龄人口的增加会加大对医疗护理的服务需求。随着老年人平均寿命的提高、卧床护理周期的延长、病程的增加,以及养老观念的逐步转变,由过去的

"生命养老"(延长寿命)向"品质养老"(提高生活质量)转变,对医疗、护理等方面的健康保障需求将不断增加。根据中国老龄科研中心对 20 个省市的 20225 名 60 岁以上老年人进行生活自理能力的调查,结果显示对于基本的 6 项活动:吃饭、穿衣、上厕所、上下床、洗澡、在室内走动,至少有一项生活自理能力丧失的城市老人和农村老人占比分别为 5.2% 和 8.9%,而且老年人的日常生活自理能力随着年龄的增长和经济状况的下降呈现明显的下降趋势。随着丧失或部分丧失生活自理能力的老年人口的大量增加,必将增加针对长期护理和失能方面的健康保障需求。这应该是以后商业保险公司在健康保险中的一个巨大的市场。

其次,老龄化导致的家庭结构的变化也促进了医疗护理需求的增长。根据第六次全国人口普查结果,平均每个家庭户的人口为 3.10 人,比 2000 年第五次全国人口普查的 3.44 人减少了 0.34 人。大量"四二一"家庭(指一对夫妻,抚养一个子女和赡养四个老人的家庭结构)出现,使得家庭传统的养老功能减弱。与此同时,随着社会与经济的发展、住宅环境的改善以及流动人口的大量增加,异地就业人口大量增加,从而导致无法依赖子女而独立生活的老年人增加,"空巢"家庭(也称独居型老年家庭)大量产生。据调查,全国有 2300 多万 65 岁以上的"空巢"老人,京、津、沪等大城市的"空巢"家庭已达家庭总数的 30% 以上。在这种情况下,广大的中、青年人在忙于工作的同时,还要照顾家中的老人和孩子,来自经济、心理和身体方面的压力都很大。随着社会竞争的日趋激烈,许多子女无力照顾患有慢性病的老人,加之老年人较过去更为长寿,需要护理的周期也逐渐延长。因此,由专业保险公司提供长期护理保险将成为未来养老的重要选择。

4. 疾病谱的变化

影响我国人民群众身体健康的常见慢性非传染性疾病(简称慢性病)主要有心脑血管疾病、糖尿病、恶性肿瘤、慢性呼吸系统疾病等。根据卫生部统计数据,目前中国慢性病患者超过 2.6 亿人;每年 1030 万人各种死亡中,85% 由慢性病所致,并占整个疾病负担的 70%。2011 年世界银行估计,如果不采取有效的措施,预计在未来的 20 年里,慢性病中,仅由心肌梗死、脑卒中、糖尿病和慢阻肺(慢性阻塞性肺病)所导致的疾病负担就将超过 50%。由此可见,中国人群疾病谱在很短的时间内已经由传统的传染性疾病为主转为慢性非传染性疾病为主。慢性病快速增长将造成中国健康劳动力供给减少,居民生活质量下降,社会经济负担加重,成为经济社会健康发展潜在的巨大障碍。世界银行报告指出,2005—2015 年,前述 4 种慢性病将会给中国造成 5500 亿美元的经济损失。我国卫生部的数据也显示,慢性病在中国所有疾病负担中所占比重为 69%,已远远超过传染病和其他伤害所造成的疾病负担。因为慢性病病程长、对身体的损害大,影响整个社会的劳动能力。据国家第四次国家卫生服务调查显示,因慢性病全国劳动力休工 36 亿天/年(占 65%);

因慢性病劳动力人口长期失能 37 亿天/年（占 75％）；预计到 2020 年将有 85％的死亡归因于慢性病。值得注意的是，我国慢性病潜在风险也在不断增加。根据国家疾病预防控制中心危险因素推算调查，我国超重人群超过 3 亿、肥胖人群超过 1 亿、心血管疾病患者超过 2 亿。慢性病给居民带来了沉重的经济负担。罹患常见慢性病住院一次，城镇居民至少花费人均收入的一半，农村居民至少花费人均收入的 1.3 倍。

在我国现有"低水平、广覆盖"的社会医疗保障制度下，在医疗费用的支出上，个人自付比例还是比较高的，特别是针对门诊病人来说，自负比例就更高了。所以对慢性病人来说，长期检查、配药等造成的直接疾病负担以及由于慢性病而造成的失能等间接的疾病负担还是相当高，仅仅依靠社会医疗保障的支持还是难以逃脱"因病致贫，因病返贫"的状态，这种情况在农村居民中表现尤为突出。因此，我国商业保险公司若能紧紧抓住这部分人群，开发出合适的健康保险产品特别是疾病相关险种，将会是一个很大的市场和机遇。

5.专业健康保险公司的蓬勃发展

2005 年第一家专业健康保险公司人保健康成立以来，至今我国已拥有 4 家专业健康保险公司。专业健康保险公司的高速发展在强化了保险公司自身竞争力的同时也提升了整个保险行业的保障功能。专业健康保险公司专业化经营优势给我国商业健康保险的发展带来新的机遇。一方面，专业健康保险公司从微观角度促进了我国商业健康保险技术的完善。专业健康保险公司将新型的管理理念、高素质的管理人才、现代化的经营模式引入我国的商业健康保险机制中。充分利用其专业化优势积极提供健康管理服务，将商业健康保险从单纯的补偿性保险保障服务，推及对疾病的预防管理和健康知识的普及。还可以通过提供体检、疾病预防管理等服务来减少投保消费者的患病率，降低赔付水平。同时凭借完善的健康保健、预防服务还可以吸引更多的消费者，从而可以从整体提高人民健康水平，降低我国社会医疗保障体系的支出。另一方面，专业健康保险公司的发展可以带动保险业与相关行业的互惠合作，为我国商业健康保险的发展提供有利条件。专业健康保险公司凭借自身的专业化经营理念和风险管理技术，积极发展与医疗服务机构的合作，实现保险行业与医疗服务行业"利益共享，风险共担"的共识，提供更符合群众需求的医疗以及健康管理服务。

（二）挑战

虽然理论和实践上都能找到相当有力的证据，证明商业健康保险的发展不仅有助于更好实现医疗保障体系的终极目标，而且对现阶段的中国具有十分重要的特殊意义，但国内的商业健康保险发展却不尽如人意。保险覆盖率、保险密度和保险深度均较低，商业健康保险对医疗费用的分担较低，总体上来说我国的商业健康保险还处于发展的初级阶段。同时,我国商业健康保险的发展还受到行业内外部因素的双向制约,且在实际的发展过程中存在很多障碍和挑战。

1. 外部环境的挑战

从外部环境来讲,商业健康保险的发展受到社会经济状况、社会医疗保险制度、医疗服务成本和政策法律等外部环境中诸多因素的影响。

(1)医疗风险控制难度大。

医疗费用控制是健康险的主要风险点,健康保险公司风险控制能力薄弱的现实也正是制约我国商业健康保险发展的重要因素。健康险和一般的保险业务不同,它除了涉及保险相关领域之外,还设计医疗服务机构,恰恰是这个第三方机构的出现,使得健康市场中的三方关系变得复杂,而且由三者复杂关系所衍生出来的信息不对称问题导致商业健康保险市场中充斥着大量的道德风险和逆选择。尤其是我国在 20 世纪 80 年代所进行的以"放权让利、自主经营""给政策不给钱"为导向的市场化取向的医疗体制改革所遗留至今的"以药养医、以患养医"的机制,以及公立医院改革中所形成的垄断格局,按医疗服务项目收费的支付方式等弊端,助长了我国健康保险市场中投保人和医疗机构逆向选择和道德风险的发生。

在逆选择风险方面,如果保险公司和医疗机构不能共享被保险人的健康信息,保险公司只能依靠健康告知或体检等方式来获得被保险人的健康信息,了解程度有限。被保险人大多会选择购买对自己有利的产品,可能造成经常患病或患病概率大的人购买健康保险的积极性更高。在道德风险方面,难以控制被保险人接受过度医疗服务和欺诈骗保等。拥有健康保险保障的患者主观上希望获得更好、更多的医疗服务。医疗机构为了获得更多的经济利益,也希望患者服用更昂贵的药物、使用更先进的医疗设备、享受更长时间的医疗服务。同时,被保险人的健康状况和出险状况需要医疗机构确认,赔付金额也需要根据实际医疗费用确定(主要是费用补偿型医疗)。保险公司支付的赔付额不仅会收到被保险人疾病发生和医疗服务利用次数等因素影响,还会受到每次医疗费用实际发生额的影响,这导致了健康保险的风险管理异常复杂。

总之,我国经营健康险业务的保险公司风险控制难度大、风险控制能力薄弱,是目前我国商业健康保险市场所面临的最大挑战。因此,如何加强商业保险公司在健康保险中的风险控制能力,是目前我国商业保险公司急需解决的重要问题。

(2)国家行业政策法律支持尚不到位。

首先,我国商业健康保险的发展受国家医疗体制的相关政策影响较大。一方面,国家政策中对商业健康保险的定位,影响着健康保险的发展方向和服务领域。基本医疗保障制度在保障水平、保障范围和统筹层次等方面的变化,直接影响着与其紧密衔接的商业健康保险的发展。如,基本医疗保险封顶线的逐步提高、报销比例的逐步加大,将在一定程度上挤压商业健康保险尤其是社保补充业务的发展空间。基本医疗保障的迅速扩容和统筹层次的逐步提高,也要求保险业迅速提升管理服务能力。另一方面,医疗卫生体制改革对健康保险业将产生深远影响。例如,医疗服务价格管理和医药分开,客观上对保险企业控制医疗风险是有利的。鼓励和支持引进社会资本发展医疗卫生机构,为保险机构产业链的延伸提供了较好的机会,但最后的效果还要看具体实施的过程,也有着各种不确定性,这对于商业保险公司特别是商业健康保险公司来说是机遇和挑战并存的地方。目前,我国保险公司还没有探寻出与医疗机构开展大规模深层次合作的机制,这既不利于短期内健康保险业务的风险控制,也不利于长期内健康保险产品服务和产业链的延伸。因此,实现我国商业健康保险健康快速稳定地发展,就要立足于健康服务的大视野,积极开拓延伸健康保险的产业链,做好产业链中各元素的设计和提升,并使产业链能协调发挥作用。这也是本书后面几章要论述的重点。

其次,国家的配套措施还不到位。一是没有税收方面的支持政策。国际经验表明,税收优惠是拉动商业医疗保险发展最有效的政策杠杆,但目前我国还没有出台鼓励企业和个人购买商业医疗保险的税收优惠政策。二是缺乏医疗基础数据。商业医疗保险产品开发和经营管理都需要基础精算数据。但目前医疗机构、社保部门和商业保险之间,没有建立信息发布和数据共享机制。这一方面加大了商业保险经营风险。另一方面,不利于形成社会合力,控制医疗费用不合理上涨。

(3)居民的投保意识较薄弱。

虽然如前所述,随着国民经济的不断发展,人民收入的不断增加,人们主观上对健康保障的需求越来越强烈。而且随着人口老龄化的加剧,慢性病患病人数的不断增加,客观上人民群众对健康保障产品的需求也有越来越迫切的愿望。但事实上,就目前来说,受传统思维和体制的影响,我国广大民众习惯于依赖"单位—国家"模式解决医疗保障需求,对"社会—商业"模式还有一个熟悉和适应的过程,社会中巨大的商业健康保险需求处于潜在状态,有待进一步开发。而且,由于我国保险业扩张初期,部分公司的部分员工在销售过程中存在着欺诈客户的行为,使得老百姓对商业健康保险的信任度比较低,从而使得很多有潜在需求的老百姓最终还是没有选择商业健康保险。因此,如何加强宣传、诚信经营,从而获得老百姓的信赖,把市场中巨大的潜在需求变成实实在在的保单是目前我国商业保险公司面临的又一大挑战。

2.自身的挑战

目前,我国健康保险行业的专业化程度低、供给能力有限,成为健康保险发展的瓶颈之一,具体表现在:

(1)健康保险的专业化经营水平有待提高。

商业健康保险的发展中,专业化程度低是制约健康险发展的最大因素。健康险的风险在市场营销、风险控制、保费精算、理赔支出、健康管理等方面均不同于寿险、意外险和财险。在市场营销方面,健康险主要是团险营销模式;在理赔方面,健康险既要控制承保人的道德风险还要控制医疗机构的道德风险;健康险管理模式也是在其他保险业务中完全没有的。因此,在欧美发达国家,健康险的理赔业务甚至走上了外包交给第三方管理的道路。就健康保险行业内部来说,关键是还没有找到一条成功的、适合中国国情的健康保险专业化发展道路。专业化经营是健康保险发展的方向,这一点已经是行业的共识。但对于如何达到专业化的目标、如何实现专业化发展的要求等关键性问题还存在不同的认识,保险公司缺乏清晰的专业化经营理念。

首先是经营上的非专业化水平尚待提高。健康险险种本身具有的技术含量高、开发难度大、不确定因素多。我国现行保险费规定,除寿险公司可以经营健康险业务外,财险公司经保监会批准也可以经营短期健康险业务,而其他国家通常只有专业的健康保险公司才能经营销售健康险产品。目前我国商业健康险中60％—90％的业务附属在非专业健康险系统。这些非专业健康保险公司基于目前健康险外部政策环境和发展现状的考虑,采用的是完全不同于健康险自身规律的寿险、财险的经营理念来组织和经营健康险,这种非专业化的经营理念和管理方式,造成在产品开发、流程设计、风险评估上存在巨大的偏差,制约着健康保险市场的发展。因此,最终实现健康保险市场的专业化经营,就要逐步摒弃非专业化的经营方式,最终实现专业健康保险公司为主导的专业化经营市场。

其次是专业健康保险公司要实现真正意义上的专业化经营。自 2005 年人保健康开业,我国健康保险的专业化经营开始了不断探索和完善。随着陆续出现专业健康保险公司在经营模式、业务领域、管理技术能方面进行探索和实践,可以说我国健康保险的专业化经营取得了不小的进展。然而,就目前的水平来说,我国的健康保险专业化经营尚处于初级阶段。缺乏对健康险经营思路和盈利模式成熟、清晰的认识。尽管大部分的公司都在公司内部设立了专门的健康保险部或医务管理部,但却很少有公司完全达到《健康保险管理办法》的规定,专业健康保险公司关于健康险的经营经验、专业技术、人才储备明显不足,风险控制手段和办法极其有限,这种仅仅是组织形式上的专业化经营同样也制约着健康保险市场的发展。

这些问题的出现原因是多方面的。第一,健康保险保障的对象是医疗费用风险,而医疗是一种特殊的服务,在很大程度上需要根据患者量身定做,而且利益主体各方信息不对称问题非常突出,因此健康保险经营的复杂程度及技术要求相对要高,而且经营结果受到方方面面因素的影响,不确定性很高。第二,中国健康保险经营时间相对较短,而且相对于寿险来说,开放程度更小,国外的经验和技术还没有很好地引进或消化。第三,中国保险市场短期行为问题突出,健康保险的经营需要长期投入和经验的积累。找到一条适合中国国情的健康保险发展道路是推进健康保险跨越式发展、使健康保险真正产业化的关键所在,这需要行业知难而上,也需要行业充分学习借鉴国际先进经验和技术。

再次是缺乏专业化的人才。商业健康保险业相当缺乏具有经验的精算师、能够开拓团险业务的营销人员和能够有效运用多元付费方式的组合对医疗服务行为加以监测和控制的专业人士来服务于商业健康险。人才的缺乏,是导致我国商业健康保险至今落后于发达国家的又一重要因素。

(2)健康保险行业管理能力尚待提高。

健康险经营因其险种本身的特质及其独特的技术要求,普通寿险经营技术难以奏效,但我国目前商业健康保险的经营管理技术还比较落后,难以满足健康险自身发展的要求。

一是产品设计不够合理,产品同质化现象比较普遍。据不完全统计,市场上的健康保险产品中,疾病保险和医疗保险产品数量约占 98%,而护理保险和失能收入损失保险产品只占 2% 左右。健康保险产品主要集中于与基本医疗保险具有替代性的医疗保险、与基本医疗保险相衔接的团体补充医疗保险、重大疾病保险等方面,定额给付型产品、短期产品、以附加险形式销售的产品居多。存在较大需求的高额医疗费用保险、长期医疗保险以及护理保险等产品还相对较少。

二是基础数据缺乏。经验数据缺乏是困扰我国健康保险发展的老问题。问题的核心不单纯是保险公司缺乏数据,更突出的是缺乏数据积累和数据分析的能力。一方面,缺少科学的编码系统数据,数据定义不统一,很难进行科学的归类、分析。另一方面,缺乏严格有效的数据管理,数据失真、流失现象较为严重。此外,保险行业内部、保险行业与医疗、社保行业间都没有建立有效的数据共享机制。行业也没有统一的疾病发生率表,产品设计、准备金提取等工作缺乏科学有效性。

三是信息系统薄弱。目前多数公司并未建成健康保险相对独立、功能完善、标准化程度较高的业务处理系统和信息管理系统,业务管控、数据分析和服务管理的效率不高。

造成上述问题的原因主要在于专业健康保险公司对健康保险经营规律的认识有待进一步深化。许多兼营健康保险业务的公司迫于主业的发展压力,忽视或无暇顾及对健康保险运作规律的深入研究,缺乏清晰的健康保险经营理念,普遍采用首先模式经营商业健康保险。在这种经营模式下,保险公司没有动力对经营健康保险进行必要的投入,特别是对健康保险经营数据进行积累和分析,以及对信息技术的开发和应用。这些核心技术和经营手段的缺乏,反过来制约了对健康保险经营规律的认识和把握,制约了专业化经营水平的进一步提高。

第三章
产业链思维对健康保险发展的作用：
理论研究

引　言

正如前面两章所述,随着我国社会经济的不断发展,人民生活水平的不断提高,人民对健康的需求越来越强烈,加上我国医疗体制改革的不断推进,我国商业健康保险在近些年有了很大的发展。同时,随着我国老龄化程度的日益加剧,健康保险的潜在市场是巨大的、面临着良好的发展机遇。但是从近几年的发展情况来看,我国商业健康保险面临着叫好不叫座的尴尬局面,总体规模不大、覆盖人群不广、盈利能力不强。如何破除这种局面,使商业健康保险顺应形势的需求健康快速地发展是目前大家争论的焦点。本章引入产业链的思维,从产业链的含义出发,根据商业健康保险的行业特征,探索研究健康保险的产业链,包括健康保险产业链的构成及其作用。

一、产业链

随着社会分工的细化,没有任何一种产品或服务可以由一家企业完全提供。一个企业所能向顾客提供的价值,不仅受制于其自身的能力,而且还受上下游企业的制约,这样就形成了产业链。因此,现代企业竞争优势的基础已经超出了单个企业自身的能力和资源范围,竞争范围从单个企业竞争扩展到了产业链竞争。产业链作为新时代背景下产生的一种应对市场激烈竞争的新型组织模式,成为21世纪获得竞争优势的主要组织形式。产业链作为新的产业经济研究视角,一经提出便受到理论界、企业界和产业界的高度关注。研究产业链问题,对政府制定区域产业政策，合理调整产业结构，促进产业升级具有重要指导意义。

（一）产业链的含义

产业链的思想最早来自西方古典经济学家亚当·斯密（Adam Smith）有关分工的论断，其著名的"制针"的例子就是对产业链功能的生动描述，只不过传统的产业链局限于企业的内部操作，强调企业自身资源的利用，仅把产业链看作一个产品链。马歇尔（A·Marshall）把分工扩展到企业与企业之间，强调企业间的分工协作的重要性，这可以称为产业链理论的真正起源。产业链被认为是一个十分传统的概念，早在1958年赫希曼就在《经济发展战略》一书中从产业的前向联系和后向联系的角度论述了产业链的概念。但随着供应链、价值链等理论的兴起与运用，产业链相对弱化。

尽管产业链的思想最早来自西方经典经济学家的相关论断，并且有些西方经济学家对产业链也进行了一定的分析和解释。但是，产业链真正引起人们的关注，并得到进一步分析和研究，却是在改革开放后的20世纪90年代的中国。据李心芹、李仕明考证：最早提出"产业链"一词的是我国学者傅国华于1990—1993年在立题研究海南热带农业发展课题中，受到海南热带农业发展的成功经验的启迪而提出来的。可以说，产业链是一个中国化的名词。从某种意义上来说，产业链是比较具有中国特色的经济学概念。我国产业链的研究起步于农业产业链，目前涉及的行业比较广泛，以电信、电子行业居多。

目前，产业链这个词在实际中应用得较多，但理论研究却很少。学术界对产业链概念还没有达成一个统一的认识。虽然关于产业链的含义有各种不同的版本，目前尚无统一的定论。但无论哪种定义，其核心理论还是一致的，即产业链是围绕某类产品或服务，以各种产业联系为基础而形成的涉及多个产业环节的链式结构。但其具体的含义是多层次、多角度的。从研究范围看，产业链包含企业链接和产业链接两个层次。产业链既包含各参与企业的衔接，又强调各参与企业所在行业之间的衔接，是以上两个层次的总和。企业关联层面的产业链离不开特定企业所在产业的发展约束，产业关联层面的产业链体现在单个企业关联层面产业链的运作，是单个企业层面产业链合力作用的结果。对纯理论性质的研究可以单以某一层次为研究范围，但对实际问题的分析需从以两个层次把握方能透彻论述。从研究逻辑看，产业链包含产品链、价值链和知识链三个层次。产品链是产业链的产品表现形式，是初级的产业链形态；价值链是产业链的价值表现形式，是高一级的产业链形态；知识链是产业链的知识表现形式，是最高级的产业链形态。三种形态的产业链形式上并存，互为载体，逐次接近产业链的本质。

我们可以说，产业链的概念有广义和狭义之分。广义的产业链包括满足特定需求或进行特定产品生产(及提供服务)的所有企业集合,涉及相关产业之间的关系;狭义的产业链则重点考虑直接满足特定需求或进行特定产品生产(及提供服务)的企业集合部分,主要关注产业内各环节之间的关系。

(二)产业链的特性

虽然不同产业的产业链因受其产业特征及发育状况影响,存在繁简程度的差异,但产业链上价值流、产品流、知识流等活动的趋势是共同的。任何一项经济活动都有产业和空间两个归属,因此,产业链的发展也体现为产业特性和空间特性两个方面。

1. 产业特性

产业链的主体是企业,而企业关联关系的本质是产业关联。按照罗斯托在"经济起飞"理论中分析主导部门综合体系时,提出的主导部门与其他部门之间存在的回顾影响、旁侧影响和前向影响,从而产业链中各个产业部门之间的产业关联可分为后向关联、旁侧关联和前向关联。而且某一产业投入产出关系的变动对其他产业投入产出水平的关联效应可分为后向关联效应和前向关联效应。产业关联效应是双向传递的,并且具有相对性。产业链的每个链环和结点都对其上游链环和节点提出需求,而又都对其下游链环和节点进行供给。

产业链不仅仅反映了产业内的纵向关联关系,也反映了产业拓展的横向关联关系。产业关联性越强,纵横网络关系越紧密,资源的配置效率也越高。产业链产业关联的本质主要体现在两个方面:

(1)产业链的产业关联体现在各产业链环对附加价值的追求。产业链体现了"基于分工的迂回生产经济"。就一般特性来说,产业链迂回度越高,产业链越长,表明资源加工深度越深,产业链附加价值也越高。产业链具有增值效应,表现为生产效率的增加和交易成本的降低。生产效率的增加来自产业链中某一链环效益发生变化而导致的产业链中其他关联产业相应地发生倍增的乘数效应;交易成本的降低来自产业链中企业间分工的网络效应。由此要求产业链保持连续,表现为产业链在接通的基础上各环节比例协调。因为产业链中断,即产业链上下游距离过大,缺乏若干必要产业环节,会出现产业链供应空位。产业链比例失调,即上下游产业供求出现不配套情况,限制下游产业间的配合。

(2)产业链的产业关联体现在产业链具有学习创新效应。产业链的产业关联有利于信息资源的交流、汇集,促进技术、产品的联动创新。产业链是培育企业学习与创新能力的温床。产业链的学习效应是指产业链这个组织具有学习功能,通过学习实现产业链内部各企业之间的知识共享和文化传播,提高产业链的整体运作效率和效益,提高产业链的整体创新能力。产业链学习的本质是培养实现产业链联盟持续的竞争优势和创新能力,产生一种可以从自身和别人的经验中学习的动力,并能不断生产、储存和搜索知识,以保证产业链联盟科学、稳定有效地运行。产业链的创新效应主要表现在产业链可以促进知识的创新和扩散,提高知识利用的效率。

2.空间特性

产业链总要落脚于一定的地域空间。产业链迂回的空间可能在国内,也可能延伸到国外,当某国的技术层次不够高,或者需要在更大范围内寻求比较优势和专业化分工,或者要从动态中促进该国市场升级等条件下,都会出现产业链境外迂回的情况。

在宏观经济视野里,产业链条基本上是完整的,而从区域经济视角看,产业链可能是一条完整的链条,但更多的时候只具有产业链的一部分甚至一两个链环。产业链空间特性的本质表现在两个方面:

(1)产业链的空间分布具有区域性。经济活动的优势区位指向决定了产业链的空间分布具有区域性。产业链环基于对特定区位偏好的追求,必然分布于不同的地区,必然不断地在区际甚至在全球范围内进行搜索,这种产业链层面的产业链环对优势区位的追求表现为产业链环的空间动态调整,即产业链的区域间延伸,客观促成了产业的区域经济合作。

(2)产业链的区域分布具有集聚性。产业链环向优势区位集聚,既表现为中观层面的产业地理空间集聚,又表现为微观层面的生产集中、企业扎堆和经济要素的流动和集聚。从而使产业链的空间分布形成大区域离散小区域集聚的特性。

(四)产业链的构建

产业链描述的是企业内部和企业之间为生产最终交易的产品或服务所经历的价值增值的活动过程,它涵盖了商品或服务在创造过程中所经历的从原材料到最终消费品的所有阶段。随着社会分工的细化,没有任何一种产品或服务可以由一家企业完全提供。一个企业所能向顾客提供的价值,不仅受制于其自身的能力,而且还受上下游企业的制约,因为产业链条中的企业是相互依存的。一个企业向客户提供的产品或解决方案,包含了不属于该企业所控制的成分。因此,企业应注意强化产业链中的薄弱环节,主动帮助和改善制约自身价值链效率的上下游企业的运作效率,从而提高整个产业链的运作效能,使其竞争优势建立在产业链释放的整体效率基础上。

一条完整的产业链必然是以产业之间的分工和合作为前提的。因为没有分工,就无法区分相应的各个价值增值环节,也就没有产业链的存在。贺轩、员智凯认为:产业链是产业经济学中的一个概念,是建立在产业内部分工和供需关系基础上从最初始的原材料生产和销售到中间产品生产和销售,再到最终产品生产和销售全过程中各个环节所形成的一种企业群体的关联图谱。产业链分为垂直的供需链和横向的协作链。垂直关系是产业链的主要结构,通常将其划分为产业的上、中、下游关系;横向协作关系则是指产业配套。从现代工业的产业链环节来看,一个完整的产业链包括原材料加工,中间产品生产、制成品组装、销售、服务等多个环节。实际上,任何产业都能形成一条产业链,现实社会中存在着形式多样的产业链,而且众多产业链会相互交织构成产业网。

构建产业链包括接通产业链和延伸产业链两个层面的内涵。接通产业链是指将一定地域空间范围内的产业链的断环和孤环借助某种产业合作形式串联起来;延伸产业链则是指将一条已经存在的产业链尽可能地向上游延伸或下游拓展,产业链向上游延伸一般使得产业链进入基础产业环节或技术研发环节,向下游拓展则进入市场销售环节。构建产业链的最终目的是产业链拓展和延伸的过程中,一方面接通了断环和孤环,使得整条产业链产生了原来断环或者孤环所不具备的利益共享、风险共担方面的整体功能;另一方面衍生出一系列新兴的产业链环,通过形成产业链,又增加了产业链附加价值。

在产业链构建过程中,最为关键的问题是合理、快速、准确地评价自身资源、能力和合作伙伴的资源、能力,并根据这个评价准确地选择合作伙伴。在一条合理的产业链中,核心企业和合作伙伴是最主要的两个因素。

1. 产业链合作伙伴的选择

合作伙伴选择是一个复杂的过程,既要考虑大量的定量因素,又要考虑大量的定性因素;既要考虑一个合作伙伴的竞争优势问题,又要考虑伙伴组合后如何达到整体最优的问题。因此,在合作伙伴选择过程中,需要综合考虑各方面因素,以便使合作伙伴的选择更加科学、合理、有效。产业链的合作伙伴有四种类型:从纵向看,有上游供应商,下游销售商,构成了分工协作关系;从横向看,有竞争型伙伴和互补型伙伴两种。

产业链构建时合作伙伴的选择主要有横向合作伙伴和纵向合作伙伴两种。横向合作伙伴主要是指合作伙伴间由于资源的互补而建立起来的利益共同体。每个企业都拥有一定的资源,但很少甚至不可能拥有所需的所有资源,这就迫使企业在某一个项目中以完成工程项目为目标进行联合。成功的横向合作伙伴,能够使资源得到合理的利用,避免资源的浪费,实现互通有无、优势互补、共同发展。纵向合作伙伴是由分工合作和供求关系建立的链状合作关系,每个纵向合作伙伴都是产业链上的一个节点,所以纵向合作伙伴又称为产业链的节点企业。

2. 产业链中的核心企业

产业链是围绕核心企业,通过对信息流、物流、资金流的控制,将供应商、制造商、分销商、零售商，直到最终用户连成一个整体的中间经济组织。核心企业是产业链的链主，在产业链竞争中，核心企业将承载产业链组织者与协调者的功能，核心企业选择产业链节点，协调产业链网络中不同节点企业的行为，挖掘产业链潜力并实现集成优势，可以说，没有核心企业的作用，产业链竞争难以维系。核心企业之所以能够承担产业链的资源组合与集成功能，源于其在合作竞争中形成的企业权威。如果核心企业无法在产业链竞争中培育自己的权威，将无法有效地整合产业链资源，因此很难发挥产业链的协同优势。

　　产业链运作的好坏以及整个产业链竞争力的大小在很大程度上取决于产业链核心企业的协调能力强弱。核心企业在产业链中的作用突出表现在以下几个方面：（1）核心企业是产业链的信息交换中心。来自下游的需求信息和来自上游的供给信息都将汇总到核心企业。核心企业经过处理生成各类信息再传送到产业链的相关节点企业。于是，核心企业就成了产业链上的信息交换中心。由于产业链的运作效果在很大程度上依赖于产业链上的信息交换质量，通过信息共享达到物流顺畅、产品增值的目的，就必须提高产业链上的信息传递质量，在这方面，核心企业至关重要。（2）核心企业是产业链上物流集散的"调度中心"。供应物流从各个供应商流向核心企业，销售物流从核心企业流向各级销售商直至用户，这就形成了以核心企业为集散中心的物流。在这里，核心企业扮演了对物流集散、配送进行"调度"的角色，以保证各个节点都能在正确的时间得到正确品种和正确数量的产品，既不造成缺货，又不造成库存积压，把产业链的总成本减至最低限度。如果产业链上的核心企业不能在信息流和物流方面起主导作用，受影响的不仅是该核心企业，而是整个产业链。

二、健康保险产业链

（一）健康保险产业链的提出

　　正如前面所述，我国的很多行业在经营理念上已经采用了产业链的思维。企业运营过程中不再闭门造车，只注重企业内部的管理和技术，而是更多地把目光投向了相关行业，以整个产业链的能力提升来实现企业乃至行业的升级。而作为我国医疗体制中的重要组成部分，人民健康保障不可或缺的一部分——商业健康保险，近年来一直处于外热内冷的境地，经营的视角也主要集中在内部核保、核保环节中的风险控制，很少设法调动相关参与方，尤其是医疗服务提供者主动控制费用支出的积极性，导致参与主体的利益没有得到协调，从而未能实现多方共赢。因此,我们需要重新审视健康险经营策略,寻找健康险经营的突破口。因此,促成保险公司与医疗机构、社保经办机构的合作,构建商业健康保险产业链,实现各方主体、"利益共享、风险共担"机制,已经成为我国商业健康保险发展过程中面临的一个重要课题。商业健康保险作为健康服务的支付者,必将与健康服务系统的其他相关主体合作。

1. 健康产业

健康保险是以人的健康为标的的保险产品,因此,在理解健康保险产业链时,我们有必要了解健康产业的范畴。

(1)健康产业的内涵。

随着健康概念的不断深入与全面,现代医学已由简单的"预防及治疗疾病"转变为"维护和促进健康"。而人类的疾病谱和死亡谱也由传染性疾病为主转变为以慢性非传染性疾病为主。因此,健康产业的定义和内涵,也随之不断深化和细化。美国经济学家保罗·皮尔兹在著作《新保健革命》(The New Wellness Revolution)中指出,"保健产业"(wellness industry)和医疗卫生服务业(又称疾病产业,sickness industry)是截然不同的两个概念。医疗卫生服务业是指各类医院、疗养院、卫生院、卫生服务机构、门诊部医疗活动,计划生育技术服务活动,妇幼保健活动,专科疾病防治活动,疾病预防控制活动和其他卫生活动的行业总称。这类行业的服务特点是在人们罹患疾病之后对其身体、心理等方面的疾病状态进行干预,最终实现治疗疾病和治愈疾病的目标。而"保健产业"则是以健康为中心,为全部人群对我国健康产业发展的思考。

因此,在"大健康观"的引领下,健康产业不仅仅是一个单一的产业,而可以看作包括所有与健康有直接或间接关系的产业体系。所谓健康产业,是指以维护、改善、促进与管理健康,预防疾病为目的,提供产、学、研产品与相关健康服务的行业总称。一般分为医疗相关产业和健康相关产业医疗相关产业包括药品产业、医药服务产业、医疗设备产业、体外诊断(In-Vitro Diagnostics)技术产业、其他产业(民族或民间医药)。此类产业的目的是治疗疾病,恢复健康。健康相关产业包括保健品产业、健康体检与健康管理服务产业、健康保险与信息产业、体育及相关产品产业、老年颐养与抗衰老产业、中医养生保健产业、健康传媒与文化产业。

(2)健康产业的特点。

首先,健康产业提供的产品及服务均受到人群疾病谱及死亡谱、消费者偏好、国家医疗卫生制度及体制等因素影响,市场竞争规律与其他产业也有明显区别。具体来看,医疗相关产业具有被动消费的特点,即消费者往往因身患疾病不得不去医疗机构消费。而健康相关产业则往往由消费者主动为享受产品及服务而埋单。但是,无论是主动消费还是被动消费,都需健全的监管机制和严格的准入制度,因为健康产业提供的产品及服务与人身安全直接相关。

其次,健康产业提供的是与预防、医疗、保健、康复、健康管理等相关的产品及服务,这些是提高劳动力素质、提升全民健康水平的基本保障。因此,健康产品和服务的提供不仅关系到人群的健康状况,更是与社会稳定和经济可持续发展息息相关,具有显著的经济效益和社会效益。

2. 健康保险产业链

健康保险产业链,是指从健康管理产业分工和协作的关联角度出发,以深化医保合作关系为重点,以加强与健康管理公司的业务合作为手段,以促进健康险持续良好发展为目标,以增加健康险附加值服务为内容,加强外部合作,通过构建由健康体检、健康管理、医疗服务、药品供应等多产业组成的健康服务链、价值供应链和利益共享链,扩大服务内涵、提升服务品质、加强风险控制、建立利益联盟和长效机制的系统工程和整体活动。打造健康保险产业链的必要性在于:

(1)打造健康保险产业链是促进健康保险持续发展的必然要求。打造健康产业链,可以强化健康险的风险源头控制能力,变过去的只侧重在理赔环节上的事后风险控制方式为事前的健康教育、健康促进、疾病预防以及事中的医疗服务过程质量跟踪和成本动态管控等,使健康管理从健康保险销售活动开始,延伸到理赔给付前的各个经营过程和环节,通过开展健康识别、风险评估、疾病控制和给付约束等全过程的健康管理活动,提高业务的质量和风险的过程管控能力,促进健康保险持续良好发展。

(2)有利于提升对客户的服务品质。通过打造健康保险产业链,保险公司与健康管理机构、体检公司等产业建立深层次合作,为客户提供的服务将不仅仅是保障和理赔服务,并且包括预防保健、健康咨询、健康维护等多种服务项目,这将提升保险公司的服务品质、扩大服务内涵、增加附加值服务,使保险公司服务能力得到进一步提升,使客户满意度得到提高。

(3)有利于提升保险公司的市场竞争能力。打造健康保险产业链可以为客户提供健康评估、健康讲座、健康咨询、健康维护、疾病导诊、理赔服务等全方位、多层次的健康管理服务,有利于增加客户对保险公司的满意度和忠诚度,巩固现有的客户资源,开发潜在的客户资源,降低疾病发生的频率和程度,进而降低销售价格,全面提升公司的市场竞争能力。

(4)有利于提升保险公司的品牌形象。打造健康保险产业链可以加强与医疗卫生、医药供销、健康管理以及其他相关行业的有效联动,搭建各相关产业间合作共赢的平台,使健康险客户真正享受到具有公司特色、体现公司实力的规范、专业、高效的健康服务。

（二）健康保险产业链的构建

传统意义的保险市场，一般仅存在保险方（供方）和被保险人（需方）两方；传统意义的健康服务市场，一般也仅存在健康（医疗）服务方（供方）和消费者（需方）两方。在以上两个传统市场中，微观经济学的经典规律性较明显，市场趋向博弈均衡的自稳态。然而，对于健康保险市场来说，由于存在保险方、健康服务方的交叉介入，是保险方、健康服务方和消费者三个主体间的循环关系：保险方代购（外包）健康服务、健康服务方间接收费却直接提供服务、消费者接受健康服务却不直接支付费用。因此，三方的信息占有能力一旦不均衡，就会导致三方关系失衡，医疗费用（保险事故）呈现螺旋上升的非自稳态。

以上三方市场中的健康服务方，即是健康保险经营中的外部健康服务环境，是在健康保险产业链中具有外部辅助服务提供和健康风险控制职能的机构的统称，涉及健康风险管理公司、第三方委托管理机构、医疗机构、护理机构、体检机构等产业链环节。外部健康服务环境对健康保险产业链的完善和有序运转，起到了不可或缺的作用。

1. 健康保险产业链的构建原则

（1）外部健康服务环境的各个因素构成一条完整的健康服务链。根据健康所处的各个阶段，产业链中的各主体所提供的服务包括：针对各个阶段提供风险管理策略和服务的健康风险管理、针对疾病和意外的诊疗服务发生时的医疗服务和医疗费用保障、针对大众群体的健康体检服务、针对疾病发生后与衰老所致失能的康复与护理服务、针对保险公司理赔和医疗管理方面的第三方委托管理服务等。

（2）从本质上说，健康保险产业链是健康保险产品被创造且不断升值的过程，既涵盖了保险公司内部产业创造流程，也包括了健康保险相关主体之间的产业增值过程。作为健康保险外部健康服务环境提供者，医疗机构、护理机构和体检机构能够为购买健康保险的客户提供专业的医疗服务；第三方委托管理机构既能有效保障医疗机构服务的质量，也能提供健康保险的"外包"服务，它可以使健康保险公司专注核心竞争力，降低运营成本；健康风险管理公司在健康保险产业链中处于核心地位，它着眼于健康保险产业链的完整及平稳运转，兼有外部辅助服务的整合与健康风险控制的职能，为被保险人提供专业而系统的健康服务，有效地控制医疗费用成本。

（3）构建稳定的价值链，就需要使企业的长期合作建立在利益共享的基础上。借助健康风险管理公司等第三方的力量，能够有效地消除保险人、被保险人及医疗机构三者间的信息不对称，帮助保险公司介入疾病发展和诊疗过程，有效降低慢性病发病率和医疗滥用，提高健康保险的盈利能力，推动健康保险业务的良性发展。

　　健康保险产业链通过构建由外部健康服务环境(包含健康风险管理公司、健康体检、医疗机构等)、保险公司、社保机构及相关的各地政府、监管机构、供应商和保险中介等多产业组成的健康服务链、价值供应链和利益共享链,实现扩大服务内涵、提升服务品质、加强风险控制、建立利益联盟和长效机制的目标。

　　总之,任何一个产业的发展,都是植根于相关产业链的繁荣与发展。产业链的各个组成部分是一个有机的整体,相互制约、相互依存,并形成良性互动,这些都是产业链繁荣发展的前提和基础。健康保险公司通过与上述机构相互协同配合,将形成良好的健康保险经营氛围,有力促进健康保险产业链的良性发展。

2. 我国健康保险产业链的构成要素

　　根据产业链的构建要点,综合我国商业健康保险的发展现状和行业特征,我国的健康保险产业链可以由以下要素构成:

　　(1)核心企业:即健康保险公司。

　　按照产业链的思维,核心企业在整个产业链中起着关键性的作用。不仅要负责本企业的市场开发、产品经营、人力资源管理等公司经营层面的事务,积极创造利润,还要有能力协调与各个合作伙伴之间的关系,包括资源调配、信息共享等协调性的工作,在整个产业链的协调稳定发展中占据核心地位。因此作为健康保险产业链的核心企业——健康保险公司,首先要发展壮大自己的力量,以确保核心企业的稳固地位。

　　商业健康保险与传统的寿险相比具有独特性。首先,商业健康保险是以健康风险数据为精算基础。与传统寿险以生命表作为精算基础不同,健康保险主要以住院费用的发生率和疾病发生率为定价基础,属于比较典型的保障型产品。其次,商业健康保险是以经营和管控医疗风险为主要内容。其经营管理涉及被保险人、医疗机构、社会保障部门等多个方面,对风险管控的能力和水平要求较高。这些独特性要求健康保险应该采取专业化经营的方式才能使健康保险实现新的跨越式发展。

　　商业健康保险专业化经营是一个综合的体系:包括产品、销售、服务、人才、风险管控、培训等多个方面,尤其在精算定价、产品设计、核保核赔、营销渠道、服务管理等方面应充分体现出专业性和差异性。具体可以从以下方面入手:

　　①积极开拓市场,明确客户定位。清晰的市场定位对于商业健康保险的发展是必要的,并且在未来我国医疗保障体系的逐步完善过程中尤为重要。首先,根据我国目前的形势和政策,商业健康保险积极参与基本医疗的服务经办是一个重要的市场,同时要积极开拓目前基本医疗保障范围之外的市场。其次,未来我国人口老龄化的趋势严重,据测算,2011年我国老年长期护理总费用预计为3464亿元,预计2030年将突破1万亿元,2050年将达到39682亿元。而我国目前的社会医疗保险由于没有足够的资金、成熟的技术、丰富的经验和数据,短期之内没有为老年

人的护理费用提供融资保障的设想。在这种情况下,商业健康保险应该乘势而上,将老年长期护理保险打造成自己的品牌产品。从打造专业化护理保险的定位起步,建立专业化的经营主体、中介管理主体,甚至护理服务提供主体。除此之外,基本医疗保险范围之外的病种、基本医疗保障范围之外的药物、非医疗保险范围的医疗保健与健康维护服务等,都将成为商业健康保险业务的潜在拓展空间。对于商业健康保险经营者而言,应该确立清晰的市场定位,大力发展对社会医疗保险起补充作用的产品,满足居民日益差异化、多样化的健康需求,对居民的健康和医疗需求起到"锦上添花",而非"雪中送炭"作用,解决居民"想保而未保,有需求而无供给"的保障真空。

②加强产品研发。产品是一个企业赖以生存的核心,产品的好坏,能否迎合消费者的需求在一定程度上决定了一个企业乃至一个行业的生死存亡。因此,在提高健康保险公司的发展和盈利能力上,创新产品以适合社会发展的需求是至关重要的。我国目前的健康保险产品虽然数量不少,大多数集中在重大疾病保险、住院费用补偿型医疗保险和住院定额给付型医疗保险。尽管目前商业健康保险险种已经很多,但基本上表现为与基本医疗保险的保障水平具有较强替代性的保险产品,长期保障的产品少;而高额医疗费用保险、护理保险、收入损失保险、综合医疗保险以及专项医疗服务保险险种供给严重不足。同时,各家保险公司提供的健康保险产品在保险责任、除外责任等方面没有太大的差异,所提供的可保范围、附加服务也大同小异,缺乏各家公司的个性。这使得保险产品的市场效率下降,形成无效供给。在定价方面,定价依据大多是根据国外数据修改的,计算出来的费率显然存在很大的误差。由于疾病的种类和发生情况会随着社会和医学的发展而发生变化,所以在国外,健康险多是短期品种,长期险几乎已经全都采用不保证保险费的设计。而在国内,目前的长期险基本上都保证续保并且保证保险费,这存在巨大的风险隐患。因此,健康保险公司应该投入人力、物力、财力共同提高产品开发的能力,从市场细分入手,研究各个消费群体的需求特征,结合产品营销、风险评估、医学专业知识等开发各类适合不同人群需求、能保障不同客户利益又能保护企业利益的新的健康保险产品,以提升健康保险公司的可持续发展能力。

③创新销售模式和营销渠道。保险营销渠道是指保险产品从保险公司向保户转移过程中所经过的途径。保险营销渠道的选择直接影响营销策略的制定和效果。保险营销渠道主要分为直接营销渠道和间接营销渠道方式。直接营销渠道是指保险公司利用支付薪金的本公司业务人员对保户直接提供保险产品的销售和服务的方式。包括保险门市营销、上门营销、网络营销、电话营销和直接邮件营销等。间接营销方式又被称为中介制,是指保险公司通过保险代理人和保险经纪人等中介机构推销保险产品的方法。保险中介人不代理保险公司承担保险责任,只能参

与、代办推销和提供专门的技术服务，促成保险商品的销售。

对任何一个企业或行业来说，产品销售是实现从生产到产出的关键性环节，对于健康保险公司也是一样。产品创新、内部管理固然重要，如果销售模式没有进行相应的创新，所有的努力也可能功亏一篑。因此，要实现健康保险公司的实力提升，创新销售模式和营销渠道也是至关重要的一环。营销渠道战略已经成为保险公司关注的重心和保险市场竞争中最有力的经营战略。

传统的健康保险营销模式主要有团险营销、个人营销和银行代理。而现在的商业健康保险营销渠道越来越宽，各家保险公司在夯实传统个人营销、银行代理和团险三大渠道的同时，积极开拓电子商务平台，主动加强与保险中介的合作，稳步推进与其他大型企业等的合作，不断拓宽商业健康保险的新营销渠道。

在创新销售模式和营销渠道方面，我们要重点把握下面几点。首先，要了解主要竞争对手所使用的渠道种类以及每条渠道的市场份额，并将这些数据与自身情况对比，以便通过分析得知每条渠道的获利能力、增长速度和市场占有率等具体情况。其次，从客户的角度设计营销渠道。设计渠道要把目光对准渠道的终端客户，多从他们的角度去考虑和设计营销渠道。要根据不同客户群体对特定服务项目进行细分客户，为每个细分客户群提供最优渠道服务。同时，要依据产品特点和性能，考虑客户最重视的渠道服务项目，提供不同项目的差别服务。最后，要根据市场适应性和可行性原则，确定渠道发展方向。由于渠道发展方向的决策面临复杂市场环境，营销渠道必须在公司战略、可利用资源和市场因素等限制条件下实施，公司应根据市场适应性、可行性原则适时灵活调整渠道策略。

④加强风险管控。商业健康保险保障的内容不仅限于"疾病发生"，而且包含疾病发生、就医、治疗、痊愈及出院整个过程。这也从本质上决定了健康险在精算、风险控制、核保理赔、协调管理等方面不同于寿险和意外险，有其自身独特的风险特点，包括疾病风险发生的不确定性、健康风险的多发性及随机性等。商业健康保险风险分为外部风险及内部风险两类，外部风险包括疾病谱风险、逆选择、道德风险，内部风险主要为经营风险，尤其是定价风险。各类风险的发生具有客观性、主观性或两者兼有等特点。

目前，控制外部风险的措施分为事前风险控制及事后风险控制两类。事前风险控制主要包括针对普通保额被保人的传统事前审核及针对高额保单被保人健康甄别的"盲查"方法，如格式合同定向提问、业务人员口头询问、合同出单后电话回访、事前核保体检、医疗费用单的获取、同行咨询等，来控制投保者的逆向选择和道德风险。事后风险控制措施主要包括医疗费用单的审核。此外，商业健康保险公司会定期整理经公司审核认定的医疗机构"黑、灰名单"，比如在医疗审核中发现部分医院存在协助患者挂床等行为，从而定期调整经认可的医疗机构。然而这些传统的风险控制措施力度相对较弱。就效果看,商业健康保险公司的风险甄别及防控能力较低。

在控制内部风险方面,由于发展历史较短,商业健康保险公司较多采用定性控制,少量结合定量控制的方法,例如以住院医疗保险为主,较少涉及门诊医疗保险;较多采用一年期险种、津贴型险种,较少或几乎不涉及长期或终身险种、费用型险种;大多参照社会基本医疗保险报销范围来控制赔付风险。但是为推动商业健康保险的整体发展,必须在现有基础上尽量采用定量控制的方法。

由于疾病发生的概率和医疗费用的不稳定性决定了商业健康保险的风险管控环节多,技术复杂,难度较大。有效地管控风险,必须将治"已病"转化成治"未病",减少个体疾病发生的概率,从而控制大面积疾病发生率。另外,目前在我国普遍存在的对已知疾病的过度医疗也是一个控制的难点,同样是商业健康保险公司经营的一个命门。再者,逆选择和道德风险也加大了健康保险风险评估和管理的难度,从这方面来说,健康保险更需要运用专业化的风险防范体系来加强和管控风险。

⑤人才专业化。商业健康保险的专业化经营要求实施的主体更具备一定的诸如经济、法律、会计、金融、定价、管理、投资、IT 技术等各类高端人,尤其是保险精算师、核赔师、资产评估师、风险管控专家等复合型知识人才,这类人才学历高、业务强、工作经历丰富,数理分析、风险管控能力突出,在市场风险、政策风险、价格风险和管控风险等方面能发挥很大作用。"十二五"是我国金融保险业改革发展的重要战略机遇期,商业健康保险要实现战略发展目标,必须树立人才资源是第一资源的理念,加快人才队伍建设,不断重视吸引人才,从根本上提升保险公司的核心竞争力。

快速提高人员专业素质的重要途径就是专业化的培训。商业健康保险公司必须具有科学的培训理念和标准化、规范化、科学化、专业化的知识技能培训体系,加快培养造就复合型、高素质、高技能素质型人才。

综上所述,作为健康保险产业链链主的健康保险公司,首先必须从开拓市场、研发新产品、创新销售渠道、加强风险管控、提高专业人才培养等方面入手,真正走专业化经营的道路,为产业链中外围的相关产业的发展以及整个产业链的良性互动打下基础。

(2)合作伙伴的选择。

在产业链的建设中,合作伙伴的选择和协作是决定该产业链能够健康持续发展的重要因素。在健康保险产业链的构建中也不例外。除了大力发展健康保险公司本身的力量之外,发展健康相关产业是保证健康保险公司能加强风险管控、摆脱目前困境的重要措施。健康管理和医疗机构是目前商业健康保险公司外围最主要的两个合作伙伴。

①健康管理。健康管理是最近二三十年才兴起的一个新兴行业，它是一种对个人及人群的健康危险因素进行全面管理的过程，其宗旨是调动个人及集体的积极性，有效地利用有限的资源来达到最佳的健康效果。它是对个人或人群的整体健康状况及其影响健康的危险因素进行全面检测、评估和有效干预及连续跟踪服务的行为和过程。一般来说，健康管理由 3 个步骤组成：第一步是收集服务对象的个人健康信息，包括个人一般情况、目前健康状况和疾病家族史、生活方式、体格检查等；第二步是根据所收集的个人健康信息进行患病危险性的健康评价，也被称为疾病预测，这一步是整个健康管理的核心部分；第三步是个体化的健康改善，即医生在健康评估的基础上对个人进行有针对性的指导，通过行为纠正改善健康，并追踪效果。

健康保险领域中的健康管理是在特定的医疗卫生体制下通过转移财务风险、选择与竞争、成本控制、建立特定医疗服务组织结构与管理型医疗等手段，解决医疗服务市场中信息不对称、道德危害、卫生服务市场失灵等问题的策略之一。健康管理在整个健康保险产业链中的作用可以从健康管理的健康服务和健康风险控制两个功能上加以说明：

首先，健康服务同健康保险密不可分。健康保险同其他保险业务有明显区别，其业务涉及专业性强、同客户关系密切的医疗服务，是一种特殊的保险业务。其服务内涵远比人寿保险复杂，已不是一般保险产品的售前、售中和售后服务，还关系到客户的价值观念、健康消费习惯、健康行为习惯、文化品位和心理特征等多方面的因素。客户对健康保险的需求，是始终同客户对健康服务的需求相伴的。这些需求体现在保险产品购买前和购买后，保险事故发生前、发生中和发生后。如购买健康保险的需求通常同预防疾病的需求并存，健康保险事故后的理赔通常同诊疗需求并存。这些需求中，购买健康保险和理赔的需求通过保险公司满足，诊疗在医疗机构满足，预防疾病需求即要通过健康管理服务满足。个体从健康到疾病要经历一个发展过程。一般来说，是从处于低危险状态发展到高危险状态，发生早期病变，出现临床症状、形成疾病。这个过程可以很长，往往需要几年甚至十几年，乃至几十年的时间。在形成疾病前进行有针对性的预防干预，在疾病发生后进行适当的疾病管理，可以有效阻断、延缓，甚至逆转疾病的发生和发展进程，从而实现维护健康的目的。

其次，健康管理是健康保险风险管控的重要手段。作为经营风险为核心技术的保险行业，各经营环节的风险控制是其盈利的重要保障。健康管理的健康风险控制功能，在健康损害和相关的诊疗活动发生前、发生中和发生后全程发挥着监测和管理的作用。通过健康管理将费用保障与健康服务有机结合起来，能使保险公司在组织结构、运行体系、服务模式和风险控制等方面，形成统一的风险管理系统。

健康管理在健康保险风险控制的各环节都具有重要的作用。在核保过程中,能通过健康体检、健康资料收集和健康评估等预知风险因素。在承保后,健康管理可以发挥预防的作用,预防疾病的发生、延缓疾病的发展,降低疾病发生率,从而减少保险事故的损失金额。在保险事故发生后可以通过健康咨询、健康指导,引导客户到合适的医疗机构诊疗等使客户得到合理且必要的治疗,避免滥用检查和开大处方,在病中控制风险,减少医疗费用开支。

由此可见,健康管理对健康保险的风险控制有着至关重要的作用,而风险控制是目前我国健康保险发展遭遇瓶颈的关键性环节。因此,在健康保险产业链的构建中,首先要把健康管理作为一个重要的合作伙伴加入产业链中。

②医疗机构。商业健康保险是指以被保险人的身体为保险标的,保证被保险人在疾病或意外事故所致伤害时的费用或损失获得补偿的一种人身保险。该险种对于发挥医疗保障对医疗服务和药品费用的制约作用,缓解"看病贵"问题,以及引导医疗资源合理配置,缓解"看病难"问题等,均具有十分重要的作用。然而这样一个有着良好社会效益的险种,一直以来发展却并不顺利。由于商业健康保险在经营发展过程中保险公司对医疗风险控制能力薄弱,造成部分公司部分险种赔付率较高,影响了该险种的盈利能力,也影响了保险公司经营该险种的积极性。因此,从某种意义上而言,商业健康保险要发展,对医疗风险进行有效控制是关键。所谓"医疗风险",既包括投保方的逆选择风险和道德风险,也包括医生的大处方风险和道德风险。这些风险无不与医疗机构的不规范行为密切相关。因此,保险公司要想真正有效地控制医疗风险,其中就离不开与医疗机构的合作。与医疗机构的合作成功与否是商业健康在很大程度上决定了健康保险公司的盈利水平高低。其实质就是将健康保险产业链的价值与风险在医疗服务提供者与商业健康保险提供者之间进行,在健康保险产业价值链中,医疗机构与保险机构能根据各自的专业优势和议价能力进行分享。

因此,在健康保险产业链的构建中,医疗机构应该是健康保险公司要选择的重要的合作伙伴,如何确立该合作伙伴的地位、如何界定和协调保险公司和医疗机构的定位和关系、如何在保证各自利益的基础上实现双赢是该产业链能实现良性运转的关键所在。

③社保机构。在绝大部分环境下,商业健康保险都是与社会医疗保险共存并共同发展的,因此,在健康保险产业链的合作伙伴选择中,社保机构是一个重要的元素。特别是在我国目前"广覆盖、低保障"的社会保障大环境下,商业健康保险如何找到自己的定位,如何与社保机构保持良性合作,实现双赢是一个重要课题。在国家社会医疗保障体系改革逐步推进的过程中,商业健康保险机构要发挥专业优势,积极参与基本医疗保险体系的各个环节,开展与社保机构的深度合作。

首先,保险公司可以通过委托管理的方式参与基本医疗保险的管理。委托管理方式,即政府委托商业机构对医疗保险基金进行管理和运作,基金运作产生的风险由政府承担,商业保险机构提供方案设计、咨询建议、委托基金管理、医疗服务调查、医疗费用审核、医疗费用报销支付、健康管理等服务,收取一定的管理费用,但不承担任何风险。在这种模式下,政府和保险公司之间实际上是一种委托代理关系,实质是政府购买保险公司的服务。在委托管理方式中,地方政府和保险公司权责十分明确,通过创立"征、管、办"互相分离、互相制约的运行机制,有效防止了"人情支付""骗保"等现象发生。这种合作的方式主要由政府出面,商业保险公司承担的风险很小,但总体盈利能力也较弱,是比较初级的合作方式。

其次,可以按照保险合同方式进行合作。保险合同方式,即以居民自愿缴纳和政府财政补贴作为保费,向保险公司投保,与保险公司订立保险合同,保险公司按照合同约定提供基金管理、理赔服务,并承担基金运作的全部风险。在这种模式下,被保险人是参保居民,投保人是政府,承保人是商业保险机构,各方权利义务由保险合同约定。这种方式完全按照商业保险规律运作,在就保险责任、赔付比例、赔付限额等方面协商一致后,保险公司与政府或社保机构签订保险合同。保险公司要按约定承担赔偿的义务,承担运营风险,自负盈亏。这种合作模式相对来说是比较深入的合作方式,商业保险公司承担的风险较大,但相反盈利可能性也较大。

由于在现行制度框架下,商业公司缺乏管控医疗机构诊疗行为的制度基础,基金亏损风险较大,可持续性不强。因此,在实践中,还存在采用混合方式的做法,即所谓"共保联办",在保险合同型的基础上,政府承担确保参保人数、一个有限的基金盈亏空间等责任,保险公司则在一定的盈亏区间内,承担风险或盈利,超出盈亏区间,风险由政府承担,盈利也归入医疗保险基金内。

作为健康保险产业链的重要合作伙伴——社保机构,由于隶属于政府机关,在经营和管理上缺乏商业公司的经营理念和管理经验,在风险管控上也有欠缺。如果有专业的健康保险公司对其资金进行管理,在社保基金的利用效率、健康风险的控制上都将获益匪浅。而商业健康保险公司通过管理社保机构的基金和客户,通过专业化的经营方式,除了获得短期利润之外,还可以获得大量的客户信息,为今后业务的拓展打下良好的基础。因此,作为产业链链主的商业健康保险公司应该积极主动地寻找社保机构作为自己的合作伙伴,并不断探索双方共同互利的合作方式,以促进产业链的优化和提升。

(3)信息化网络。

信息系统平台是获取充分信息的重要途径之一。无论是健康保险的供需双方的相互选择,还是医疗服务供需双方的选择都必须拥有充分信息才能做出理性的选择。但是,信息不对称不仅广泛存在于医疗服务和健康保险的供需双方之间,还存在于保险公司和医疗服务提供者之间。信息化网络是化解商业健康保险市场上最难应对的道德风险和逆选择问题,降低交易成本、提高经营效率的最有力的武器。

但是,当前医疗信息资源尚未整合,保险公司和医疗机构间尚未实现信息联网,保险公司的数据收集和处理能力不足,网络信息平台建设尚存在一定的制度和技术性障碍。残缺的网络信息平台会导致保险公司无法充分获取医疗服务相关信息,而无法有效地监控医疗服务提供者的诊疗行为,同时,也会迫使保险公司采取传统的事后补偿方式,无法对个体或群体开展有针对性的健康指导和疾病的诊疗管理。因此,要对分散的医疗资源进行有效的整合,改善信息和医疗服务的协调机制,最终医疗服务传送系统和服务网络才能按照一种符合经济效率标准的方式进行医疗资源配置。只有同步甚至提前(如住院前审查)获知医疗服务提供者诊疗行为的相关信息并进行评价,真正的诊疗干预管理才可能实现。

因此,在构建健康保险产业链的过程中,必须重视信息化网络的打造。具体可以从以下方面着手:

①商业健康保险管理部门与社会保障管理部门及医疗卫生管理部门之间信息平台的建设。保险业与社保部门和卫生部门的信息平台应涵盖中央和地方两个层面。商业健康保险公司可以积极主动寻求与中央社保和卫生部门的合作,采取"自上而下"的方针初步建立与社保与卫生部门共享的健康保障信息平台,但由于政策等各方面的影响,这种方式可能在初期会遭遇一定的困难。因此,在产业链构建初期,商业健康保险公司可以把重点放在与地方政府及医疗机构的合作上,特别是跟社区卫生服务机构的资源共享。通过居民健康档案、电子病历的共享,可以帮助健康保险公司防范道德风险,也可以根据居民健康档案与健康管理互相贯通,促进整个健康保险产业链的协调发展。

实践表明,商业健康保险与社会医疗保险系统之间通过信息系统实现数据交流和共享,可以提高健康保障系统和医疗卫生服务系统的效率。例如,通过与医疗卫生机构的信息交流,商业健康保险公司能够得到卫生部门在医疗数据方面的支持,采用卫生系统的疾病、诊疗、药品等专业编码,采集医疗卫生数据,这样既能实现共同加强对医疗机构的管理的目标,还可以促进社会基本医疗保险与商业健康保险的衔接,破解医疗卫生领域的一些道德难题,这显然是多赢的选择。

②经营商业健康保险的保险公司之间信息平台的建设。目前经营健康保险公司的商业健康保险的合作与交流很少,而更多的是在社会保障部门和卫生机构面前的恶性竞争。这种状况不但不利于商业健康保险发展的主动性和稳定性,抑制了商业健康保险在国家卫生体制改革中作用的发挥。建设各健康保险公司之间的信息网络平台,能够使各保险公司不再闭门造车,能整体把握行业特征,避免恶性

竞争,实现差异化、合理化的发展。

③商业保险公司客户服务信息平台的建设。优质的客户服务是商业保险公司在与社保部门及医疗卫生机构的合作中占据主动地位的力量源泉,而客户服务信息平台建设则是现代社会优质客户服务的必要条件。随着城市社会保障制度统筹层次的提高和城乡社会保障制度一体化的发展,社会健康保险信息化的要求会迅速提高,如果经营商业健康保险的保险公司不能适应这种变化,不能及时地为这种变化做好准备,商业健康保险在未来的发展将面临更多的障碍和挑战。

三、产业链对健康保险可持续发展的作用

正如前面所述,健康保险产业链是健康保险产品被创造并且不断增值的过程,既涵盖了保险公司内部产业创造流程,也包括了健康保险相关主体之间的产业增值过程。具体来说,健康保险产业链是由保险公司、医疗机构、社保机构及相关的各地政府、监管机构、供应商、保险中介组成,以医保合作为重点,以健康管理为手段,以健康增值为目标,通过相关利益主体的紧密联系、互相作用,实现协同效应、构建长效机制的一系列整体活动。

(一)可以强化健康保险的风险控制能力

健康保险是以人的健康为标的,有着很强的可变性和不易控制性。随着医疗技术日益更新,人类慢性疾病愈演愈烈,加上道德风险和逆选择的存在,极易导致医疗费用的失控和保险公司经营风险过大,所以商业保险公司的风险管控能力尤为重要。不仅要有风险意识,更要有科学的态度、完善的制度和先进的技术。构建合理的健康保险产业链,加强健康保险公司的专业化经营,加强健康管理和医保合作是强化健康保险风险控制能力的重要手段。

1.通过健康管理有效控制道德风险

商业健康保险领域的健康管理是指保险公司在为客户提供医疗服务保障和医疗费用补偿的过程中,利用医疗服务资源或与医疗服务提供者的合作,所进行的健康指导和诊疗干预管理活动。它可以有效预防疾病、降低医疗费用支出,促进商业健康保险业的发展。对保险公司而言,可以降低医疗费用支出,提高核心竞争力。一方面,健康信息管理便于保险公司收集被保险人第一手健康信息资料,有效防范投保人的逆选择和道德风险。通过健康评估和健康改善,可有效减少疾病危险因素,以事前较少的预防费用投入获得超值的健康回报和个人的健康改善,减少医疗费用的支出。另一方面,通过对客户健康指标进行有效的监测与管理,全面了解客

户健康状况,有的放矢地对客户进行行为干预,实施有效的健康管理,并实现医患互动。随着健康状况的改善,客户将增强自信心与对保险公司的信任,科学与严谨的健康管理,加上新型医患关系的建立,使道德风险和医疗资源过度消费得到有效控制。

健康管理作为一种人群风险管理的常规方法,主要针对确定的不健康行为和风险因素以及由此而导致的疾病进行干预及管理,从而减少他们的健康支出以及资源利用上的负担。健康管理的研究成果表明:通过识别那些很快就要利用保健服务的人,对他们提供帮助,采取相应的干预措施,就可保持和改进大量人群的健康状态,减少投保人患病的风险,维持低水平的保健消费。

风险管理的目标是为经营服务的,是保险人为效益目标而采取的相应措施。风险管理一旦结合了健康管理,就能改变原来只注重内部操作的模式,通过健康管理延伸至售前,并将管理内容贯穿于医疗服务提供的全过程。如果采取风险管理与健康管理结合的经营模式,保险人建立相应的客户投诉机制,监督和管理全科医生对客户享受到的医疗服务品质和管理水准。客户可根据全科医生服务品质和态度、费用,自由选择社区或其他便利的医疗网点的全科医生,作为负责其健康管理的家庭医生。这样在费用利用和服务提供管理上,通过保险人的参与,为被保险人争取到最佳的服务形式和内容。对于投保人,这种办法提高了个人的健康水平,减少了患病的风险;对于保险行业,这种办法有效地减少了医疗费用的支出,增加了收益;另外通过健康管理对被保险人提供健康咨询、健康调查、预防保健和诊疗等服务,可以获得第一手详尽的健康信息资料,可以有效地防范道德风险。同时,给客户提供全方面的服务也有利于提高公司的美誉度,便于积极开拓和发展客户。通过健康管理来实现风险管控,能有效改善过去传统经营思想中只注重内部管理,忽视医疗服务管理,只强调保险人利益,忽视客户、社会和医疗服务提供者利益,只考虑费用节约,忽视服务品质和服务利用的种种弊病,实现商业健康保险模式创新、手段改进、服务水准提高和效益实现的综合目标。通过将健康管理运用于商业健康保险,实现健康保险的风险控制由单纯重视事后风险管控延伸到包括事前预防在内的全过程健康管理,服务内容由仅承担理赔管理转变为提供全面健康管理和服务的商业健康保险,提高商业健康保险的服务水平,同时满足商业健康保险经营者、被保险人及医疗服务提供者利益实现"三赢"的局面。

2.通过与医疗机构的合作有效控制道德风险和医疗风险

信息不对称是健康保险道德风险产生的根源。医疗服务提供方与患者(被保险人)及保险人的信息是不对称的,由于医疗行业的高度专业性和技术性,医生在处方权和医疗技术方面拥有足够多的信息,而被保险患者及保险人往往处于医疗信息的劣势地位,使得医生有诱导需求的能力和提供过度医疗服务的倾向,这就产生了医疗服务提供方的道德风险。

　　第三方付费制度进一步诱发了健康保险道德风险。目前，我国商业健康保险被保险人的医疗费用实行的是"先自负，后报销"制度，最终付费的是医患双方当事人之外的第三方（保险方），即被保险方向保险方交纳保费、医疗机构为被保险方提供医疗服务，保险方向医疗机构支付医疗费用。第三方付费制度使得被保险患者几乎没有动机去关心或监督医疗服务和成本，并有可能诱发对医疗服务的过度需求和过度使用而产生道德风险；同时，保险方与医疗服务机构是相互独立的利益主体，二者的利益和行为目标存在较大差异，并且存在严重的信息不对称，医疗机构也缺乏为保险人节约医疗费的动机，于是，很可能诱发"医患合谋"、为被保险患者提供过度医疗服务。

　　由此可见，医疗机构在商业健康保险的风险成因中是一个重要环节，因此，医疗机构与健康保险公司的利益共存关系是健康保险产业链的重要内容，是健康保险公司能否有效控制风险的重要环节。

　　从宏观层面看，对保险公司而言，与医疗机构结成利益联盟，可以有效控制因利益驱动形成的道德风险和医疗风险，特别是可以通过利益约束机制，较好解决医疗环境问题；对客户而言，通过促进医生不断提高服务质量水平，使客户得到及时、高质的医疗救治，因客户参加了保险，所以医疗费用有保证；对医疗机构而言，通过保险公司可以获得稳定的病源，医院和医生的利益均有了长期稳定的保障。

　　从技术层面看，保险公司对医院和医生引入竞争机制进行选择、监督，使客户得到最优质的医疗服务；保险公司与医院合作，则可以在核保、生存调查、理赔时减少烦琐的手续，消除弄虚作假的风险；保险公司与医院合作开展医疗结束，既方便客户又减少了费用流通风险。

　　3. 通过建设信息化平台加强风险控制

　　信息化平台的建设是健康保险产业链中的一个贯穿性因素。从健康保险公司内部到保险公司和社保、医疗机构的信息共享，这种信息平台的有效与否，信息畅通与否对整个产业链的运作起着至关重要的作用。同时，信息管理系统的建立是健康保险控制风险必不可少的重要手段。

　　被保险人和保险人的信息不对称也是引起道德风险的重要因素之一。被保险人非常清楚自己的身体健康状况、病史、投保理赔记录等，而保险人仅凭对方的"如实告知"和核保体检获取信息，处于弱势地位，这就很可能引发被保险人的道德风险。因此，建立一个完善的信息管理系统，不仅要处理全部健康险保单的核保、核赔管理；同时还要具备强大的统计分析功能，通过信息技术平台建立疾病、手术、药品和检查等收费标准数据库，并对所拥有的被保险人的医疗数据进行实时监控和统计分析。通过信息管理系统，保险公司可以了解健康保险业务运行的全过程，从而能够有针对性地采取预防措施,防范被保险人和医疗机构的道德风险。

在实现保险公司和社保、医疗机构的信息互通以后,被保险人的个人健康、医疗、投保、索赔等档案记录都可以实现共享。各保险公司在核保时可以查询相关信息了解被保险人的病史、曾经就诊情况、是否有重大伤害和其他风险、是否有被其他保险公司拒保和索赔等,最大限度减少被保险人的道德风险。

此外,通过健康保险产业链的构建,加强健康保险公司个性化产品的研发,科学合理地设置保障范围,建立一支由掌握保险、医学、法律等知识的复合型人才组成的专业队伍,提高健康险业务的整体专业化水平,也能大大加强健康保险公司的风险控制能力,促进商业健康保险稳步可持续地发展。

(二)有利于提升对客户的服务品质

通过打造健康保险产业链,保险公司与健康管理机构、体检公司等产业建立深层次合作,为客户提供的服务将不仅仅是保障和理赔服务,并且包括预防保健、健康咨询、健康维护等多种服务项目,这将提升保险公司的服务品质、扩大服务内涵、增加附加值服务,使保险公司服务能力得到进一步提升,使客户满意度得到提高。

1.通过健康管理提升对客户的服务品质

随着社会经济的不断发展,人民生活水平的不断提高,再加上疾病谱的变化和人口老龄化的不断加剧,人们对健康的关注度越来越高,对健康的需求也越来越大。人们不再只注重病后的治疗,而是越来越注重对疾病的预防和身体保健等方面的问题。健康管理是对个人或人群的整体健康状况及其影响健康的危险因素进行全面检测、评估和有效干预及连续跟踪服务的行为和过程。它可以通过以下三方面对个人或人群进行健康服务。(1)事前的健康维护:即通过健康体检、健康评估等方式,获得健康信息,以健康咨询、健康教育、健康指导等服务,对被保险人提供预防性的健康服务,达到事前(疾病前)维护健康的目的,降低健康风险,减少疾病发生率。(2)事中的诊疗管理:即通过就医指导、预约挂号、专家会诊、绿色通道等方式,为被保险人诊疗行为、治疗方案提供指导和帮助,达到事中(疾病中)便利就诊和合理诊疗的目的,减少盲目就医、不合理的诊疗行为,降低疾病损失率。(3)事后的健康干预:即通过生活方式指导和康复护理服务等渠道,为被保险人疾病诊疗后的健康恢复和日常生活管理提供支持,达到事后辅助疾病诊疗、实施生活照顾及康复服务的目的,帮助被保险人尽快恢复正常生活。

健康管理在健康保险领域的功能作用,主要体现在健康保险按传统的方式对被保险人支出的医疗费用提供经济补偿的同时,通过健康管理整合医疗卫生资源,应用专业管理技术和相应服务手段,为被保险人提供全面的健康指导和诊疗管理等服务。对被保险人而言,可以降低疾病的发生率,改善生命质量。被保险人可以更好地了解个人的健康状况,通过自身行为的纠正和改善以预防和抑制危险因素的产生,不再是出现疾病后才被动地关心健康医疗问题,从而可以有效减少疾病危险因素发生的频率和幅度,改善健康状况,提高生命质量。健康保险公司通过健康管理实施平台,与健康管理、健康体检和医疗服务单位等机构建立深层次合作,为客户提供涵盖健康保险、健康管理、委托管理等多种服务,扩大健康保险的服务内涵,形成一体化、全程化服务模式,提升服务品质和服务能力,满足民众既能得到疾病诊疗后的经济补偿又可以获得日常健康维护的多层次需求,提高客户的满意度,稳定优质客户群。

因此,如果健康保险公司开展与健康管理的紧密合作关系,从事前、事中和事后全方位为客户提供优质的服务,将使健康保险大大提升开发潜在客户、培养和稳定优质客户、提高客户服务满意度的能力,从而保持健康保险快速稳步发展的态势。

2. 通过与医疗机构的紧密合作提升客户服务能力

随着医疗体制改革的不断推进,老百姓的基本医疗保障不断完善,但是,不可否认,"看病难、看病贵"仍然是老百姓在就医体验中最为突出的诉求。正如本书第一章所述,造成"看病贵"的问题原因是多方面的,医疗机构盈利的主观愿望、以药养医的存在、处方与医务工作者直接利益的挂钩、按项目付费等都是造成目前老百姓看病贵的重要原因。而社区卫生服务能力的不足、大小医院间医疗资源的分配不均及老百姓长期以来医疗观念的影响等是导致目前老百姓看病难的重要因素。而从根本上解决这些现象,要依靠政府、医疗机构、大众观念等多方面因素的共同作用,这在短期内要完全解决是比较困难的。因此,如果健康保险公司为客户解决这一问题,将是商业健康保险在基本医疗保险"广覆盖"前提下吸引优质客户的有力措施。而通过打造健康保险产业链,加强商业健康保险公司与医疗机构的协作关系,达到上述目标并不是没有可能。

商业保险机构可以通过与相关医疗机构签订合作协议的方式,改变客户的就医路径。协议医疗机构和商业保险公司可以就医疗付费方式进行修正,保险公司可以按人头向医疗机构购买医疗服务,而医疗机构也可以按人头或病种付费的方式进行服务,这样可以有效遏制目前看病贵的现状。同时,通过这种协议的方式,客户在就医效率上也会大大缓解。通过保险公司和医疗机构的信息共享平台,客户在需要时通过平台预约医疗机构的诊疗和检查,甚至可以进行专家的预约,在约定的时间、地点进行就诊,大大缓解客户看病难的境遇。当然,真正实现这种客户体验,商业保险机构在选择协议医疗机构上要从硬件和软件上进行严格筛选,确保医疗服务的质量。

在产业链中医疗机构的方式选择上,除了上述传统的合作方式以外,在现在国家大力鼓励民营资本进入医疗行业的大好时机下,有实力的商业健康保险公司甚至可以出资筹建自己的医院,可以利用医务人员多点执业的优势,聘请有经验、有威望的专家进驻自己的医疗机构。作为公司部门之一的医疗机构,除了可以给客户提供优质快速的医疗服务之外,还可以开展全方位的健康服务,如体检、健康咨询、健康保健等等,而这些因素都是大大提升客户体验的重要因素。

除此之外,通过健康保险产业链服务能力的不断提升,商业保险公司在开发客户和细分市场的能力上将不断提升,再加上专业人才的不断集聚,对不同类型客户的差异化服务能力也将不断提升。比如对高端客户的高端服务、对普通客户的优质服务都将使客户深刻感受到服务的质量,从而增加客户的忠诚度。

(三)有利于提升保险公司的市场竞争能力

打造健康保险产业链可以提升健康保险公司专业化经营的水平,大大提升客户开发、市场细分、产品创新等能力。为客户提供健康评估、健康讲座、健康咨询、健康维护、疾病导诊、理赔服务等全方位、多层次的健康管理服务,有利于增加客户对保险公司的满意度和忠诚度,巩固现有的客户资源,开发潜在的客户资源,降低疾病发生的频率和程度,进而降低销售价格,全面提升公司的市场竞争能力。

1.通过提升专业化经营水平增强公司的市场竞争能力

打造健康保险产业链的重要一环是加强核心企业的经营能力,即健康保险公司的专业化经营水平。而从国内外的发展历程及经验可以看出,健康保险专业化经营水平的高低将直接影响健康保险公司的市场竞争能力。

首先,客户开发和市场细分能力的加强是提升健康保险公司市场竞争能力提升的基础。要提升公司在市场中的竞争能力,客户是基础。而打造健康保险产业链的首要任务就是提高健康保险公司的市场开发能力。作为健康保险产业链的链主——健康保险公司,在打造产业链时首要的任务就是细分专业化的市场,开发专业的客户。通过健康保险专业市场的开发,能有效避免目前与基本医疗保障市场相重合的矛盾,从补充医疗的市场、基本医疗不覆盖的市场中寻求商机。比如,随着老龄化程度的不断加剧、老龄人口不断增加,养老和长期护理应该是今后商业健康保险公司开发的重点市场。有了明确的市场定位,保险公司才能集中精力针对目标市场开发有特色的险种,提高特色服务能力,整体提升健康保险公司可持续发展的能力。在明确市场定位的同时,着重开发不同目标客户的差异化需求也是至关重要。虽然,基本医疗保险的不断推进,在一定程度上对商业健康保险有挤出效益,但这并不是绝对,只要扬长避短,商业健康保险还是大有所为的。比如,在基本医疗保险"广覆盖"的前提下,商业健康保险如果从"低保障"上做文章,也会发现大量商机。随着人民生活水平的不断提高,人们对健康和保障的需求和要求也越来越高,不再满足于基本保障。因此,商业保险公司要开发这种高端客户的需求,提供基本医疗保险所无法满足的服务,如大病补偿、门诊和住院自费部分的报销、就医绿色通道的开启等。通过这些细分市场和差异性客户需求的开发,健康保险公司的市场竞争能力只会越来越强,在整个社会中占据不可替代的地位。

其次,通过创新险种也能明显提升健康保险公司的市场竞争能力。目前市场上的健康保险险种普遍存在重复性高,特异性不强的现象,因此,健康保险的整体竞争能力不强。在打造健康保险产业链过程中,创新险种开发是提升健康保险公司专业化经营水平的重要内容之一。通过专业的市场开发,专业人才的引进和培养,健康保险公司开发出适合市场需求,符合公司特色险种的能力也将逐步提升。

除此之外,健康保险公司专业化经营水平的提升势必要求风险控制能力的进一步加强。风险控制能力强与弱是决定公司是否盈利的重要因素。通过健康保险专业化的经营、专业化的管理、专业化的监管,用专业化的精算标准以及加上健康管理、医保合作等专业手段,健康保险公司的风险管控能力势必大大提高。在新险种的开发中充分利用新的风险控制手段,在开发潜在客户的同时又保证了公司的盈利能力,是健康保险公司突破瓶颈、实现可持续发展的重要因素。

2. 通过加强产业链外围项目的开展提升公司的市场竞争能力

在健康保险产业链的构建中,保持产业链的与时俱进是一项重要内容。产业链的基本内容是核心企业和合作伙伴的选取,但同时也注重产业链的延伸功能和外围功能的打造。

在老龄化不断加剧、疾病谱不断变化的今天,健康保险的视线要更多地转向老龄产业的市场。老龄人口的急剧增多是不断膨大的市场需求。伴随老年人口的不仅仅是急性疾病的增加,更多的是慢性疾病的日常诊疗、失能护理的需求,而伴随我国独生子女一代的出现,空巢老人的数量也在急剧攀升,这是目前一个重要的社会问题,也是基本医疗所无法覆盖的一个问题。作为商业健康保险,如果在提供医疗保险的同时,能把很大一部分精力放在这部分人群上,开发相关的险种,甚至投资筹建养老院,把健康保险和养老有机结合在一起,相信是抢占先机、赢得大市场的有效措施。

此外,正如前面所述,通过健康管理和医保合作的开展可以提升健康保险公司的市场竞争能力。健康管理在健康保险公司的运营中的作用已越来越强。通过健康管理的事前、事中和事后对客户的健康体检、健康咨询、健康干预等,可以开发潜在客户,提升客户体验,更重要的是通过健康体检、健康信息的共享等手段有效地控制道德风险,而通过健康咨询、健康促进等方式,可以大大增强客户的健康意识,降低疾病的发生,减少医疗费用的支出,从而建设保险公司的医疗风险,增强健康保险公司的经营能力。而医保合作的有效开展,通过减少医疗过程中的道德风险、减少医疗费用的赔付,可以大大提高健康保险公司的盈利能力,提升保险公司的综合竞争力。

　　综上所述,通过合理打造健康保险的产业链,提升健康保险公司的专业化经营水平,加强与产业链合作伙伴特别是健康管理和医疗机构的合作,可以大大增强健康保险公司的整体经营水平和市场竞争力,突破发展瓶颈,促进商业健康保险的跨越式的可持续发展。

第四章
健康保险产业链构建的国际经验

引　言

　　商业健康保险(也有国家称之为私人健康保险)是整个社会保障体系中的重要组成部分,在整个社会经济的发展中应该保有一席之地,这是国际公认的观念。特别是在发达国家,由于经济发展水平较高,人们对健康保障的要求也相对较高,商业健康保险观念已经深入人心。当然,行业的发展除了有良好的市场基础之外,本身的经营理念好坏、发展水平高低也是决定行业发展与否的重要因素。从商业健康保险的国际发展情况来看,产业链思维是促进国际商业健康保险蓬勃发展的重要因素。不管是产业链中核心企业自身经营水平的提升,还是合作伙伴的选取和协作,抑或是产业链延伸行业的充分利用,都在近些年国际健康保险的发展中起着至关重要的作用。本章主要介绍了国际健康保险产业链的构建情况,对有代表性的经验进行了重点分析和介绍,以此为我国健康保险产业链的构建提供参考。

一、国际健康保险产业链的构建概况

　　商业健康保险起源于 19 世纪的英国,至今已有约 150 年的历史。经过长期的发展与进步,商业健康保险公司不论从自身的经营实力还是从对外围行业的辐射上都有了长足的发展,从国际商业健康保险的发展历程中不难看出,成功的商业健康保险的发展都离不开企业本身的发展以及和相关行业的联动。虽然"产业链"的名词在商业健康保险的发展中出现尚少,但只要我们仔细研究就不难发现,产业链的思想在国际商业健康保险的发展中起着很重要的作用,下面我们就用产业链的思维来简单分析国际商业健康保险发展的状况。

(一)产业链中的核心企业——健康保险公司

健康保险产业链中的核心企业——健康保险公司的经营能力是整个产业链能良好运作的前提和基础。放眼国际,良好的商业健康保险的发展态势大多得益于健康保险公司专业化经营能力的提升。

1.分业经营

健康保险的风险本质是疾病的发生率,与其他保险类型的风险本质是不同的,因此,在精算原理、风险评估、风险控制技术、管理方法上都跟其他保险有着本质的区别。因此,为了保证商业健康保险的正常发展,国际上大多采用商业健康保险的专业经营,寿险公司与财险公司不得经营健康险。

德国的法律规定,商业健康保险必须与其他保险业务分业经营,即寿险、财险公司不得经营健康保险,健康保险公司也不得经营寿险、财险。正是由于严格的分业监管,德国现有的 48 家商业健康保险经营主体得以专心致志地发展商业健康保险,在产品开发、核算定价、核保核赔、信息系统、数据统计和分析、经营流程、客户服务和客户管理、医院管理等方面发展了极其系统而又十分精细的理论和技术,积累了丰富的经验。

英国有 45 家商业健康保险公司,提供种类繁多的保健保障计划,包括:私人医疗保险、重大疾病保险、失能收入损失保险、长期护理保险、卫生信托基金、现金计划、海外保险、旅游健康保险等等。其中重大疾病保险是最重要的险种,收入损失保险和长期护理保险所占份额较小。大多数的医疗保险对怀孕、药物滥用、不孕症、采购费、医疗处方、牙科、酒精滥用、艾滋病、慢性疾病(如哮喘或糖尿病)、整容手术等情况都不予承保。

美国是世界上最大的商业健康保险市场,其商业健康保险的水平处于世界领先地位。在美国,虽然经营商业健康保险的公司众多,2010 年就有超过 400 家保险公司开展健康保险业务。其中既有综合性保险公司,也有专业健康保险公司,还有大量从医疗机构、健康维护组织等行业领域转型发展过来的健康保险公司。但是,我们可以清楚地看到,不同保险公司之间业务量差异巨大,专业健康保险公司在健康保险市场扮演的角色越来越重要。随着寿险及个人金融财务服务市场的不断饱和,寿险发展速度逐渐降低。健康保险由于人口老龄化、医学技术发展等因素长期持续快速增长,许多公司将业务重心转到健康保险上来,健康险业务逐渐与寿险、年金等业务分立开来,走上专业化经营道路。如 2000 年安泰出售寿险及金融服务业务,从综合性保险金融集团转型为专业健康保险公司。2010 年,美国有 5 家专业健康保险公司进入财富杂志 500 强名单,这年有 46 家保险公司进入 500

强,专业健康保险公司占 11％。5 家公司保费收入 2240 亿美元,占美国健康保险市场规模约 28％;5 家公司盈利约 127 亿美元。

由此可见,不管是从严格分业经营的德国和英国,还是从向专业化经营靠拢的美国,都可以给我们以启示:由于健康保险本身的特殊性,分业经营是其长期发展的必经之路。

2. 市场定位

在健康保险公司的发展中,有无合理的市场定位将决定公司能否长期稳定地发展。纵观目前商业健康保险发展良好的发达国家,可以看出精准的市场定位是其发展的共同起点。

德国实行的是"法定医保为主,私人医保为辅"的医保体系,法定医疗保险覆盖了总人口的 90％以上,在这样一个"全民医保"的大环境下,如何发展商业健康保险,找准市场定位无疑至关重要。在德国,商业健康保险的客户主要集中在以下几类人员:一是高收入雇员。德国法律规定,收入超过一定额度的雇员可以选择参加商业健康保险。二是自由职业者。除艺术家和农民必须参加法定医疗保险外,所有的自由职业者都可以选择参加商业健康保险。三是政府官员。原则上,政府官员均可参加商业健康保险,国家为其承担部分保费,余额由个人缴纳。四是补充医疗保险投保人。法定医疗保险成员可以作为投保人参加商业健康保险的补充保险。由此可见,就算是在社会医疗保险如此发达的德国,只要找准市场定位,开发合适的客户资源,商业健康保险仍然能大展拳脚。

英国是世界著名的全民医保国家,其国民卫生服务体系(NHS)覆盖了 99％的国民。公民平等享受国家免费医疗,保障范围广、保障水平高。但就是在这样高水平的社会医疗服务体系下,英国的商业健康保险产业还是蓬勃发展,商业健康保险的支出约占所有健康保险支出的 16％。据统计,2007 年,12％的英国公民拥有私人健康保险。英国商业健康保险的发展与其对市场和客户的准备把握是密不可分的。虽然英国的免费医疗覆盖了几乎所有的人群,但随之而来的医疗效率的低下也是饱受诟病的一点。就医排队时间长、服务态度差几乎成了英国公民的心头之痛。而参加商业健康保险却能有效避免这个缺陷,能享受有限诊疗的特权。因此,受到了高收入人群的拥护,成为英国商业健康保险的一个高端稳定的市场。同时,大多数的医疗保险也不涵盖对怀孕、药物滥用、不孕症、牙科、酒精滥、艾滋病、慢性疾病、整容手术等方面的医疗费用,这也成为商业健康保险的一个重要市场。英国的商业健康保险准确地将高收入人群作为市场定位,提供大量丰富的健康保险服务,满足了消费者多元化的保险需求,获得了巨大的成功。由此可见,只要市场定位准确,能针对消费者个性化的保险需求,为高收入人群提供丰富的健康保险产品,满足消费者多元的保险需求,即使是在社会医疗保险广覆盖的条件下,商业健康保险仍然有其发展的空间。

由此可见，商业健康保险作为非强制性保险，必须分析社会医疗保险和消费者风险两个方面，针对社会医疗保险所不能提供的保障范围和消费者个性化的需求提供相应的产品，这样才能获得充分发展。

3. 产品体系

产品是一个公司乃至行业发展的灵魂，产品是否顺应时代的需求，适合客户的需要是决定一个公司能否生存的重要因素。纵观世界商业健康保险的发展之路，产品体系的不断创新是健康保险公司发展的必经之路。

正如前所述，德国在社会医疗保障体系如此完备的状况下，其商业健康保险仍有其发展的一席之地，这与德国商业健康保险公司非常重视产品的创新与开发是密不可分的。德国商业健康保险公司非常重视产品的创新与开发，满足不同群体需求以提升公司竞争力。在产品种类的开发上，基于满足消费者需求，他们开发的健康保险产品种类繁多、保障全面。健康保险产品既有全保类、定额类、补充附加类，又有基本类、标准类、大学生疾病险、疾病贷款偿还险等种类。其中，既包括针对不参加社会医疗保险的替代型产品，也有针对已参加社会医疗保险的补充型医疗保险产品和项目。替代型保险主要包括综合医疗费用保险业务（包含门诊、住院、牙科治疗等费用）、收入保证保险业务、自愿长期护理保险业务，这是目前德国商业健康保险的主营业务。补充型医疗保险主要包括附加住院费用保险、附加门诊费用保险、附加住院津贴保险、附加收入保证保险、预防保健费用保险、健康服务提供，主要定位于中高收入人群，类似于高端商业健康保险。既有终身保障的产品，也有短期的产品。保障内容涵盖了住院和门诊的检查费、诊断费、治疗费、手术费、护理费、康复费、住院津贴、病后疗养、海外治疗和急救、牙科和眼科治疗，甚至健康体检和验光配镜。可见，创新是商业健康保险良好发展的根本。只有不断进行创新，才能开发出满足消费者需求、受消费者青睐的健康保险产品。

英国是典型的全民医疗保障体系下的国家，有从"摇篮到坟墓"，包含急诊治疗和慢性病管理在内的全程全方位的国民卫生服务体系（National Health Service，NHS）。NHS 是由国家财政出资购买，全体公民平等享有免费医疗的体系。其保障范围涵盖了包括从预防保健、门急诊治疗、住院治疗，到长期护理、牙科、眼科诊疗在内的全方位的服务范围。在英国，NHS 覆盖了约 99% 的公民。NHS 可以说为英国公民带来了全民免费的医疗服务。这种免费的国民卫生服务体系，在带来高保障免费医疗的同时，也不可避免存在着免费医疗所固有的低效率的弊端。因此，就算是在全民医疗保障水平如此高的英国，据统计，2007 年，有 12% 左右的英国公民参加了商业健康保险。英国商业健康保险主要就是针对 NHS 的弊端而开发的险种。其客户群主要是针对高收入、高学历的高端人群。通过参加商业健康保险可以大大缩短就医排队的时间，同时能得到高端私营医院的服务，而 NHS 保障的医疗服务一般仅限于公立医院。对客户的不同需求，保险公司还可以为其定制个性化的方案，包括大病保险、长期护理、牙科保险、眼科保险、癌症护理等 NHS 范围之外的保险。据统计，目前英国私人健康保险业务种类有 200 种左右。主要有以下几类：一是普通私人医疗保险。保险公司一般负责为投保患者支付在私人医院诊断、手术以及住院费用。二是所谓危急病医疗保险。此类保险一般包括癌症、心脏病、中风、大的器官移植手术或者永久性残疾等。危急病医疗保险的赔偿往往采取一次性支付大笔赔偿金的方式，其数额一般在数万英镑。三是永久性或长期性医疗保险。目的是保证患者因病残而丧失工作能力、失去经济来源后，其基本经济能够有所保障。上述产品类型中还根据客户经济状况、文化、习俗等不同特点，开发出各种不同的具体险种，迎合不同客户人群主要是高收入人群及其家庭的不同需求。正是这种在国家医保大环境下，基于满足客户差异性需求的产品创新能力，使英国的商业健康保险公司获得了长足的发展。

4. 监管体系

商业健康保险市场的有序发展需要有效的法律和规范，而且法律或规范应该反映商业健康保险的职能和责任，因此，专业的监管体系对商业健康保险的专业化经营也是必不可少的一部分。

德国高度成熟的健康保险市场，得益于严密的健康保险法律框架的监管，德国政府自 1883 年开始相继颁布了《疾病保险法》《意外伤害保险法》《伤残老年保险法》等一系列的相关法律，对商业健康保险的保险人群、保障范围、允许选择商业健康保险的收入标准都做出了明确的规定。而且，在德国的法律中，对商业健康保险必须与其他保险业务分业经营也做出了明确的规定。正是由于法律对专业分工的要求，才使得德国的商业健康保险经营主体得以专心致志地发展商业健康保险，在产品开发定价、核保核赔、信息系统、数据统计和分析、经营流程、客户服务和客户管理、医院管理等方面形成了极其系统、精细的理论和技术，积累了丰富的经验。严格的分业监管促进了德国商业健康保险的良好发展。

澳大利亚私人健康保险覆盖人群比例达 44%，在经合组织成员国中仅次于法国、美国、加拿大和爱尔兰；私人健康保险支出占全国健康费用支出的 7.1%，仅次于美国、荷兰、法国、德国和加拿大。澳大利亚，私人健康保险的稳健发展很大程度上取决于健全的法律体系的保障及政府的大力支持。澳大利亚对私人健康保险业的监管非常严格，其中《2007 私人健康保险法》是专门对私人健康保险业进行监管的法规，既对私人健康保险业的经营行为及澳大利亚私人健康保险管理委员会（Private Health Insurance Administration Council，PHIAC）的监管机制进行严格规定，同时还涵盖了对购买私人健康保险的消费者的激励机制。因此，作为独立的法定管理部门，PHIAC 既要针对私人健康保险公司财政经营提供及时、准确、有价值的信息和建议，还要及时向联邦政府、行业协会及消费者提供保险公司的保险覆盖人群、赔付情况、风险平衡情况、医疗费用缺口等信息。严格细致的法律保障，为行业经营行为列出了详细的要求和标准，在保护消费者利益的同时，也推动了私人健康保险业的发展。

在监管手段上，荷兰的做法也值得我们借鉴。荷兰政府在对健康保险的监管上主要以监督者的身份存在。主要研究制定医疗政策、完善市场准入和退出标准，加强对保险公司和医疗机构的监管、平衡风险调剂金，确保制度平稳运行，保护参保人信息安全，确保市场有序竞争和参保人的利益不受损害。荷兰在引入市场资源经办医疗保险时，制定出台了近 800 部与医疗保险相关的法律法规，对筹资、医疗服务、待遇支付等各个环节均制定了详细的标准。

5. 风险控制

控制不合理的费用支出不管是社会医疗保险还是商业健康保险都存在信息不对称，道德风险、逆选择非常严重等问题。因此，各国在控制医疗费用的增长、降低赔付率上都做出了大量的努力。各国根据本国的特点采取了一系列有效手段来控制道德风险、健康风险和医疗风险的发生。

美国主要是通过管理式医疗来加强风险控制。管理式医疗保险模式主要通过保险公司与医院职能融合，保险公司不仅负责费用的收取和赔付，而且进一步介入医疗服务提供和监督过程。美国管理式医疗保险组织由 HMO、优先医疗服务提供者组织（Preferred Provider Organization，PPO）、排他性医疗服务提供者组织（Exclusive Provider Organization，EPO）、服务点计划（Point of Service，POS）组成，其中以 HMO 为主体。与传统商业健康保险模式相比，管理式医疗保险模式能主动控制风险，有效降低医疗费用，提高服务效率及质量。由于在管理式医疗保险模式下，保险公司可以通过按人数预付费方式直接或间接介入医疗机构监督和管理，来控制医疗服务质量和费用，并可以执行对重大医疗方案的审查，因此，保险公司能积极主动地参与医疗成本控制。同时，美国还不断加强信息的透明化，这也是解决医疗费用过度增长的重要措施。美国各大保险公司通过网站公开医生与医院的治疗成本，促使医疗服务者改善医疗服务质量，提高了医疗服务效率，降低了医疗道德风险。

英国的社区医生对每户人家的健康状况了如指掌，由政府组织的各种体检随时可以把许多疾病消灭于萌芽之中，真正去大医院看大病的人减少了许多。英国认为与其把巨额的医疗资金放在重病大病的抢救上甚至临终关怀上，还不如将其前移到以预防为主的科学医疗上。"风险共担，利益共享"机制设计也是十分关键的。除此之外，英国还加强了健康管理来遏制不断上涨的医疗费用。通过健康知识宣传、疾病预防、慢性病管理等方式以达到阻止病情恶化,控制医疗费用,降低赔付率的目的。许多健康保险公司将保险保障、健康管理服务、医疗服务及其供应商等资源整合在同一平台下,并通过深化与 NHS 的合作或自办医疗机构等方式,增强了风险控制能力。

荷兰在控制道德风险上用返还保险费的方法,也是值得我们借鉴的有效途径。医患合谋骗保是医疗保险市场中的一个常见现象,导致了大量的过度需求和高端需求,严重浪费医疗资源。荷兰医疗保险改革中有关保费返还额的规定,医疗资源消费越少可以返还越多的名义保险费,在没有医疗需求的情况下甚至可以得到全额返还。这种做法有助于规避患者在医疗就诊程中的道德风险。

在风险管理上,南非的商业健康保险中也有值得借鉴的做法。南非是对全体国民提供收费低廉的公立医疗服务,同时又允许建立私营医疗保险的国家。但由于南非提供的公立医疗环境、医疗水平和服务质量均较低,难以满足各消费层次人群的要求,因此,2009 年在南非就有 16.2% 的人口参加了商业健康保险。南非的商业健康保险公司通过专业分工和市场竞争,提高管理服务的专业化水平和风险控制的能力。比如,南非的 Discovery Health 公司,为解决医疗费用风险的控制这一世界性难题,整合了医疗、精算、运营管理和技术的专业力量,开发出以客户为导向的产品结构和专门的风险管理工具,并创造出一套精细化的客户服务,以满足不同客户的需求。首先,该公司在市场和客户定位上有着明确的区分。对绝大部分健康的客户,公司吸引他们加入名为 Vitality 的俱乐部,鼓励锻炼身体、戒烟戒酒、保持健康生活方式,并给予相应的奖励,以此促进整个客户群体的健康,预防疾病;对常规性的小病,由于道德风险相对较高,公司使用客户的医疗储蓄账户进行支付,引导客户主动控制费用;对花费巨大的重大疾病,由于发病率相对较低,客户道德风险也较低,公司尽可能为其提供最好的医疗服务。其次,在风险管理工具上,该公司建立了强大的数据库,建设了功能全面的名为 HALO 的专门风险管理系统,可以对医院、医生、药品、病人、产品进行精细管理,分析比较费用,控制不必要的医疗花费,防范道德风险,保障医疗质量。根据数据库的分析结果与医院、医生谈判,获取更低的医疗服务报价,进而降低医疗花费。就是凭借着这种专业管理能力,Discovery Health 公司成了南非最大的私营医疗保险管理者,占据了整个私营医疗保险市场的 44%,并且收取的保费比行业平均水平低 10%。

(二)产业链中的合作伙伴

从前面对产业链的内涵描述中,我们不难看出,一个完整产业链的构建和良好运作,核心企业的实力和内涵建设固然是基础,但合作伙伴的选择以及核心企业跟合作伙伴间的良性互动也是至关重要的一环。就目前国际商业健康保险的发展现

状来看,从产业链的角度我们可以把商业健康保险的合作伙伴归纳为以下几类:

1. 健康管理

　　健康管理最早出现于 20 世纪 70 年代的美国,其初衷是通过健康管理的全面实施来减轻日益增长的医疗费用的压力。而随着健康管理理念的逐渐深入,其在健康保险业中的地位也越来越显现出来。首先,专业的健康管理服务机构可以有效降低健康保险的赔付率,将传统的健康保险注重出险后的理赔服务推进到承保前、承保中与出险后风险监控的全程服务,变保险公司对风险的被动控制为主动控制。其次,通过健康管理可以增强被保险人的健康意识,减少疾病的发生率,提高健康水平。除此之外,健康管理服务突出了共同危险因素的干预,让健康群体、亚健康群体以及慢性病患者学会一套自我管理的方法,建立终身受益的健康的生活方式。这不仅可以使健康群体远离疾病,亚健康群体回归健康群体,并且可以使慢性病患者的病情得到有效控制,还能有效控制医疗费用。

　　健康管理的出现并且跟健康保险业的深度融合,无疑是加快国际商业健康保险发展的重要举措之一。放眼世界,凡是商业健康保险发展迅速的国家,都会看到健康管理在整个健康保险业中的重要作用。

　　美国是目前商业健康保险和健康管理最发达的国家,虽然美国有记录的健康管理研究只有 20 多年的历史,但是健康管理的思路和实践却可以追溯到 70 多年前。美国蓝十字和蓝盾保险公司早在 1929 年就通过对教师和工人提供基本的医疗服务,进行健康管理的实践探索;恺撒健康计划和医疗集团(Kaiser Permanente)是美国最大的健康维护组织(HMO),强调预防和健康维护,早期发现和早期治疗;成立于 1978 年的密执安大学健康管理研究中心研究人的生活方式行为对健康及医疗卫生使用情况的影响,于 20 世纪 80 年代开始开发健康风险评价工具(HRA)并开展健康管理评价;梅奥健康管理资源中心(MYAO CLINIC)开展了集预防、行为改变、疾病管理、自我管理于一体的健康促进资源项目,帮助各种组织促进对其员工和家庭的全面健康管理。恺撒等管理型、整合型医疗卫生保健服务模式:秉承着以健康为中心和以人为本的理念,不仅注重疾病的治疗,而且更加注重从预防、治疗到康复的全面健康管理;以价值医学为先导,不仅注重技术诊疗方案的选择和技术设备的应用,而且也关注患者的实际生活质量和经济负担,关注医疗卫生服务提供对公众健康所产生的实际效用和价值。这种理念具体体现在三个方面:一是注重对疾病的预防和健康管理,包括开展预防接种、健康教育、健康体检、健康与疾病风险因素评估等,对服务的个体和群体进行有针对性的健康指导和干预;二是注重为患者提供全程、连续的医疗照护,从首诊到入院治疗到康复随访,建立了全面的服务体系;三是注重尊重和回应患者的喜好、需要与价值观,强调生活质量、有效寿命和成本效用,鼓励患者参与到自身健康保健管理之中。美国商业健康保险公司在保险产品及服务中非常重视健康管理及疾病的预防,即通过组织和管理上的创新来更好地促进居民健康,达到控制医疗费用快速上涨、降低健康保险经营风险等目的。例如美国最大的健康保险公司维朋,开发了一系列标准化的医疗服务方案,根据被保险人健康状况提供分类保障计划。而在提供服务的过程中,通过家庭医师转诊推荐制,对居民进行更好的健康管理,并遏制过度需求,控制费用增长。

随着健康管理在美国的迅速发展,德、英等国纷纷借鉴美国健康管理的成功经验,开展了不同形式的健康管理服务。德国的健康管理与德国的医疗保险体系紧密结合。德国的医疗保险主要有法定健康保险和私人健康保险。2002年德国政府通过立法把疾病管理纳入法定医疗保险体系范畴。2008年德国私人保险公司启动慢性病护理管理方案。该方案以病人为中心,全面考虑慢性病危险因素和个人不良行为方式,采用美国健康管理策略,对全人群进行健康管理,其目的是使更多的人获得更多的健康服务。

近年来,英国不断上涨的医疗费用使健康保险公司意识到健康管理的重要性,通过健康知识宣传、疾病预防、慢性病管理等方式以达到阻止病情恶化,控制医疗费用,降低赔付率的目的。许多健康保险公司将保险保障、健康管理服务、医疗服务及其供应商等资源整合在同一平台下,并通过深化与NHS的合作或自办医疗机构等方式,增强了风险控制能力。英国的很多健康保险公司均能为其顾客提供职业健康教育、体检、牙科保健、压力管理、流感疫苗注射、吸毒及酗酒检查等健康管理服务。同时,秉持"预防、缓解和治疗各种疾病"的原则,保险专注于健康和保健工作,为客户提供专业健康知识,倡导健康的生活方式。

上述国家的经验均表明,商业健康保险的良好发展离不开对健康管理的充分关注以及对健康产业链的充分拓展。健康保险公司不仅要提供保险产品,更重要的是要为客户提供从前端的疾病预防、健康保健到最终的危重病治疗等一系列全面优质的健康管理服务。通过有效的健康管理,实现对投保人疾病的早发现、早治疗,从而维护投保人身体健康,并达到减少保险公司赔付支出的目的。

2. 医保合作

健康保险是一个"世界性难题",原因就在于健康保险的道德风险偏高、逆选择严重、医疗风险难以控制,赔付率居高不下。健康保险的经营特点决定了商业保险公司与医疗服务提供者存在着天然的密切联系。在利益驱动下,医疗服务提供者往往会利用其在医疗保健方面的专业优势推动医疗费用不合理上涨,增加保险公司的赔付成本。因此,通过某种机制安排,与医疗服务机构建立"风险共担、利益共享"的合作机制,有效制衡医疗机构的道德风险不仅必要,而且十分关键。因此,很多国家在这方面都进行了积极的探索和实践,使健康保险公司和医疗机构实现风险均摊、利益共享,有效控制客户在医疗过程中产生的道德风险和医疗风险。

谈到商业健康保险公司跟医疗机构的合作，不得不提的就是美国的商业健康保险经营模式。美国健康险的经营模式在20世纪90年代期间完成了由传统的费用报销型到管理式医疗的转型，传统的费用报销型健康保险产品比重大幅下降。2010年，美国传统意义上费用报销型健康保险品市场占有率仅为1.66%，各种管理式医疗产品（服务）的市场占比近60%。管理式医疗产品一方面将健康管理和健康维护纳入健康保险服务，丰富了健康保险的服务内涵；另一方面加强了"医保"合作，吸收医生和医院参与，促使其合理使用医疗资源，强化对医疗行为的管控，缓解了医疗费用的快速上涨。2008—2010年，美国医疗卫生费用总支出基本稳定在2.5万亿—2.6万亿美元之间，没有出现大幅度增长。

英国商业健康保险的蓬勃发展与其"医保"合作的广泛且深入开展也是密不可分的。在英国，很多健康保险公司都拥有自己的医院。比如英国最大的健康保险公司——保柏（BUPA），就拥有26家医院（约1400个床位）、200多家合作医院、50家健康评估中心、299家疗养院和44家育儿机构。同时，还建立了医院质量及服务评估系统，包括12个方面、150多项指标，所有医院必须通过这些指标才能成为其合作定点医院。由此进一步改善了医院管理。正是通过这种不断加强与公立医疗机构的合作以及自设医疗机构等方式，英国健康保险公司实现了对于医疗风险的有效控制，促进了商业健康保险的长足发展。

"医保合作"之所以能有效控制道德和医疗风险，促进商业健康保险的可持续发展，主要与其以下三方面的特征有关：一是在服务提供和费用支付方面："医保合作"实现了筹资支付体系和服务提供体系的整合，让"付钱的人（保险公司）"和"花钱的人（医疗机构）"二者合为一体，彻底改变了在按项目付费的支付模式下，"花钱的人"缺乏节约资金动力的根本问题。在这种整合、协同化的体制下，医疗机构和健康保险公司是合作伙伴，是利益统一体。保险计划的管理者十分清楚，没有好的产品，即没有为被保险人提供有价值、高质量的医疗卫生服务，健康保险计划就不会有好的发展（即被保险人会不愿加入）。因此，健康保险管理方就有动力去营造良好的工作环境和生活条件以便吸引优秀医生、护士和相关工作人员，为被保险人提供良好的医疗卫生服务。医护人员亦明白，如果不能控制好医疗保健服务成本，就不可能形成收费合理的保险计划，或者不能向被保险人提供物有所值且令人满意的医疗卫生服务，医生的事业也得不到持续健康发展。

二是在供方和需方的关系方面："医保合作"实现了患者和医生利益的整合，"高品质可负担的医疗服务"成为服务提供者和患者追求的共同目标。在这一模式中，医生的收入与机构的运营状况息息相关，医生通过对服务对象进行健康管理、预防疾病，使其不生病或少生病，可以节约大量医药费用，这些节约的资金可以用于医生的收益分配。同时，由于患者就医也需要共付一部分费用，因此做好预防工作，减少发病亦有利于减轻患者就医经济负担。因此，降低疾病负担和成本，亦成为医患双方的共同目标。

三是在服务提供和运行方面："医保合作"实现了"点对点"的精细化整合，既有横向整合，也有纵向整合。就服务流程来说，实现了在预防保健、门诊、住院和家庭康复之间的整合，使患者在疾病不同阶段所接受的服务实现无缝衔接；就医务人员来说，全科医生和专科医生之间的对接联系更为融洽，不同专科医生对同一种疾病的协作治疗更为密切，不同层级的医务人员之间相互辅助配合更为高效。

（三）信息平台

信息平台是实现健康保险产业链中核心企业和合作伙伴间资源共享、信息交流的重要媒介，一定程度上决定着该产业链能否可持续运转。从国际商业健康保险的发展来看，要想实现快速、共赢地发展，建立一个涵盖产业链各行业的信息平台是至关重要的一环。

美国是全世界医院信息系统研发、应用的领跑者，在其商业健康保险体系中亦是如此，拥有着连续性、一体化的强大系统内信息共享平台。该平台主要体现在三个方面。一是对医生的作用：系统能为医生提供实时病历查询、网上收发即时消息、电子处方、治疗方法指南、药物错误剂量或危险检查反馈提醒等，医生还可从系统获得关于疾病预防的情况，如疫苗接种和预筛选试验等。二是对患者的作用：系统为患者建立了完整的电子健康档案。患者能够在线浏览病历部分内容，在线预约就诊、付费，发送信息给自己的医生，还能够获得健康教育信息并接受有针对性的指导，真正成为自身健康的主人。三是对医院管理的作用：系统为医疗质量管理和监控提供数据，有效的信息共享避免了重复的检验检查。医生在系统内可分享同行的治疗方案，相互学习，取长补短。医院可以利用信息系统，对员工进行全面的、可信赖的绩效考核。

二、国际健康保险产业链构建的典型经验介绍

前面我们从产业链的各个组成元素出发介绍了目前国际健康保险产业链的构建概况，分析了产业链构建在商业健康保险发展中的重要作用。但作为具体的产业和公司运营，也许下面介绍的国际典型的健康保险公司运营成功的经验可以给我们以深刻的启发，从实践层面给我们提供健康保险产业链构建的启示。

（一）美国健康保险公司产业链构建经验

美国是世界上商业健康保险规模最大、发展最为成熟的市场之一。作为世界上唯一没有提供全民医保的发达国家,美国政府只对老人、儿童和残疾人等特殊人群提供公共医保服务,其他人的医疗保障完全依靠市场来解决,这就使商业健康保险拥有了很好的发展土壤。根据美国统计局 2008 年的相关统计,美国政府的健康保险计划覆盖人数仅为 0.87 亿,而参加商业健康保险的人数则达到了 2.01 亿,同年美国健康险保费收入超过 8000 万美元。就健康保险公司而言,美国的三大健康险巨头联合健康集团(United Health Group)、维朋公司(Well Point)和安泰集团(Aetna)分别位列 2009 年财富 500 强的第 71、112、274 位,其实力之雄厚令人咋舌。

巨大的成功背后是美国商业健康险专业化运营的优势以及健康保险产业链的完善和成熟。根据沃顿商学院(Wharton School)相关研究的结论,美国的健康保险产业链由五大类主体构成,分别是支付方、金融(财务)中介、医疗服务提供方、渠道商以及生产商。其中,支付方包括政府、雇主、工会和个人;金融中介包括保险公司、健康维护组织和药房等;医疗服务提供方包括医院、私人诊所和药房等;渠道商包括批发商、分销商等;生产商包括药品、医疗设备的生产商。

在美国健康保险产业链中,作为金融中介机构的保险公司和健康维护组织(Health Maintenance Organization,HMO)以及优先供给者组织(Preferred Provider Organizations,PPO)是产业链中的主导企业,它们通过专业化的运营优势和客户资源优势能够对产业链上的其他主体产生巨大的影响力,甚至有能力构建医疗机构,进而可以很好地对健康保险产业链进行整合,不但扩大了自身的规模和利润,同时通过医疗管理和健康管理很好地控制了医疗费用,使得价值链上的资源得到更加合理的分配。

1. 产品开发和定位

美国的商业健康保险集中在医疗保险、失能收入损失险和长期护理保险方面。这些医疗保险的保障内容非常全面,比如医疗保险的保障内容就包括住院和急诊保障、全科医生诊疗保障、专科医生诊疗保障、处方药、牙科、眼科治疗、体检和普查,甚至提供精神健康治疗、妇产科、理疗和康复治疗、家庭治疗和护理保障等内容。

以团体健康保险为主导。由于历史的原因和联邦税法的鼓励作用,美国的商业健康保险大多由雇主为雇员购买。在美国,大企业提供团体健康保险的概率要远远高于中小团体。2007 年,雇员人数超过 200 人的企业提供团体健康保险的比例为 99%,而雇员在 3—200 人的企业提供团体健康保险的比例只有 59%。2007年,单一雇员健康保障的人均年保费为 4479 美元,家庭健康保障的年均保费是

12106美元,而个人对其的付费比例为16％,家庭付费比例为28％。如果不是由雇主提供健康保险,在美国个人购买健康保险的经济负担会较重。

2.专业化经营

在美国,由于激烈的市场竞争,综合性的保险公司逐渐向专业保险公司演变。多元化综合保险公司首先分成寿险公司(经营寿险、年金及健康险等业务)和财产险公司(经营财险、意外险等业务)两大类公司。随着寿险及个人金融财务服务市场的不断饱和,寿险发展速度逐渐降低。健康保险由于人口老龄化、医学技术发展等因素长期持续快速增长,许多公司将业务重心转到健康保险上来,健康险业务逐渐与寿险、年金等业务分立开来,走上专业化经营道路。

3.经营模式——管理式医疗

20世纪70年代以后,美国传统的健康保险公司面临医疗费用急剧膨胀的窘境,开始积极进行改革,寻找新的保险模式。恺撒管理模式逐渐被接受。它是将医疗保险和医疗服务融为一体的健康保险组织形式,它提供医疗保障不是偿付保险费或作为第三方支付医疗费用,而是以自有的医院和医生直接向病人提供医疗服务。将保险筹资者同医疗服务提供者合二为一,医疗保险中的三角关系变为双边关系,被称作管理保健型医疗,也称"管理式医疗"。这种经营模式在20世纪90年代期间完成了由传统的费用报销型到管理式医疗的转型。

管理式医疗是把医疗服务的提供与提供医疗服务所需资金的供给结合起来的一种系统,基本目标是通过管理,以最合理的价格取得最有效的治疗,使更多人可以享受高质量的医疗服务。该模式主要通过保险公司与医院职能融合,保险公司不仅负责费用的收取和赔付,而且进一步介入医疗服务提供和监督过程。美国管理式医疗保险组织由健康维护组织(Health Maintenance Organization,HMO)、优先医疗服务提供者组织(Preferred Provider Organization,PPO)、排他性医疗服务提供者组织(Exclusive Provider Organization,EPO)、服务点计划(Point of Service,POS)组成,其中以HMO为主体。

(1)健康维持组织(HMO)。

这种组织在建立上有三种类型:一是由社区团体组织发起,由参保成员选出代表,组成理事会进行管理,自办医疗,雇用医生。二由有医疗保险公司组织发起。三是由医疗服务提供者即医生或医院发起和管理,这类方式建立的HMO组织在美国较为普遍。它的基本特点有:一是有相当数量的成员;二是必须先缴纳一定时期内的医疗费并定期缴纳;三是由本组织的医生提供一切医疗服务;四是个人或家庭自愿参加HMO,因为拥有自有的医院和医生,因此在服务的提供上属于直接提供方式,在费用支付上属按人头定额总付的办法。在健康维持组织中工作的医生均领取固定工资,并根据其完成年工作计划酌情发给奖金或增加工资。这一切鼓励了医生主动对参加者进行定期体检,及早发现病症,督促病人戒除不良嗜好,并关心病人的各种治疗。健康维持组织的医生被作为"看门人",长期对投保人的健康状况进行检查,积极协助和督促投保人做好各种疾病的预防工作。在健康维持组织内,病人住院时间较其他医疗保险制度下的住院时间短,管理者和医务人员都注意合理使用各种医疗设备,提高工作效率。HMO 组织建立了有力的供方制约机制,能有效地控制医疗服务费用上涨,降低保险费。他们依靠降低医疗成本、改善医疗质量、端正服务态度等来取胜于传统制度,这样才能得到人们的拥护,才能存在下去。其缺点是病人不能任意挑医生,只能在该组织内部求医,对于热衷于自由选择的美国消费者来说无疑是一个致命的弱点。此外,它们在吸收被保险人时实际上带有健康和经济状况的附加条件,那些低收入和健康状况欠佳的人往往被拒于医疗保障大门之外。

(2)选择性服务提供组织(PPO)。

PPO 比 HMO 更为灵活。医疗保险公司同一些医生或者医院签订合同,向投保人提供有折扣的医疗服务,鼓励投保人到签约的医院就医。这一组织的出现是为了满足投保人到 HMO 组织以外就医的需要而建立起来的组织,允许加入了HMO 的投保人到与保险公司无合约关系的医生或医院接受治疗,但是病人需负担自付额和部分费用,所以实际上是鼓励病人使用本组织网络内的医疗服务提供者。PPO 通过协议将医疗服务的服务方和消费方联系起来,它并不直接提供服务,而是作为中介人。PPO 综合了传统型健康保险和 HMO 的优点,对于网络内的医疗服务提供较高的补偿比例。既有效地控制了费用,又不像 HMO 那样限制了被保险人对医疗机构的自由选择,有利于保证医疗服务的质量。其主要特点就有:与医院签订合同,按服务项目支付费用,但所有服务项目必须按合同制订的价格标准给付;有专人对病历和收费账单进行审核;允许病人自由求医,但是若为非合同医生或非合同医院,则需要自费一部分费用;将购买的廉价医疗服务转换成廉价的保险商品,避免了消费者不能自由求医的弱点,同时也降低了医疗服务费用,因而有了很好的竞争力。

(3)服务点计划(Point of Service Plans,POS)。

POS 结合了 HMO 和 PPO 的特点,POS 计划的成员可以在需要使用医疗服务时,才决定选择哪个医疗保险组织。POS 有别于其他管理医疗计划的特点是患者登记入 POS 计划之后,需要选择一位基础保健医生来检查患者的健康护理情况。基础保险医生必须是该医疗保健组织的成员,并成为患者的定点服务者。基础定点医生可能会将患者转交到组织之外就医,不过这样患者只能从医疗保险公司获得少量的赔偿金。POS 的医疗服务提供者收取固定的费用,一般不按时间收费,这一点非常类似于 HMO。参加者在需要医疗服务的时候,对接收医疗服务的方式也可以做选择。参加者可以选择使用规定的管理保健型健康保险计划和服务网络,也可以使用计划外的医疗服务,但在后一种情况下其享受的福利相应减少,如分摊部分医疗费用,或支付更高的保费。

这些组织的主要特征有:①具有严格的医疗服务利用审核制度;②对医生医疗行为进行监督与分析;③由主治医生作为"守门人"来管理病人;④引导医疗服务提供者向病人提供高质量、高效率的医疗服务;⑤帮助医疗服务提供方制订改善服务质量的计划;⑥建立对医生、医院及其他医疗服务提供合理的补偿机制,以使其能够对医疗服务的成本和质量负责。

它控制费用的方式有:①大规模的 HMO 组织有能力和医疗服务提供者进行议价;因此,医生、医院、药商三者的行为长期以来没法控制的情况得到改善;②减少了不必要的检查程序和昂贵的治疗方式,最终降低了整个医疗费用;③重视预防保健,以此来减少治疗中的医疗费用支出;④提供给病人完善的有关治疗过程的信息,帮助病人了解什么是最好、最有效率并且最省钱的医疗方式。由此可见,与传统商业健康保险模式相比,管理式医疗保险模式能主动控制风险,有效降低医疗费用,提高服务效率及改善服务质量。由于在管理式医疗保险模式下,保险公司可以通过按人数预付费方式直接或间接介入医疗机构监督和管理,来控制医疗服务质量和费用,并可以执行对重大医疗方案的审查,因此,保险公司能积极主动地参与医疗成本控制。

综述所述,管理式医疗一方面将健康管理和健康维护纳入健康保险服务,丰富了健康保险的服务内涵;另一方面加强了"医""保"合作,吸收医生和医院参与,促使其合理使用医疗资源,强化对医疗行为的管控,缓解了医疗费用的快速上涨。2008—2010 年,美国医疗卫生费用总支出基本稳定在 2.5 万亿—2.6 万亿美元之间,没有出现大幅度增长。

4. 积极引入健康管理

美国商业健康保险公司在保险产品及服务中非常重视健康管理及疾病的预防,即通过组织和管理上的创新来更好地促进居民健康,达到控制医疗费用快速上涨、降低健康保险经营风险等目的。例如美国最大的健康保险公司维朋,开发了一系列标准化的医疗服务方案,根据被保险人健康状况提供分类保障计划。而在服务提供过程中,通过家庭医师转诊推荐制,对居民更好地进行健康管理,并遏制过度需求,控制费用增长。研究表明,纳入健康管理理念的管理式医疗保险模式在费用控制方面取得了一定成绩,HMO 可以比传统商业健康保险组织低 14.7% 的成本来提供相同保障范围和医疗服务,而 PPO 则能以低 6.1% 的成本来提供。

美国的夏威夷医疗保险服务公司从 1990 年开始引入了一项名为"健康通行证"的健康管理计划,到 2001 年,已有 21.36 万人参加了此项计划。该计划的目标是帮助客户降低健康风险,通过健康行为的改变改善长期健康状况。从而减少医疗费用。该计划实行 10 年间,保险公司获得的经济效益相当显著:参与者比不参与者平均每年少支出 200 美元,总计每年节约达 440 万美元,这也意味着保险公司每年因健康管理计划减少了巨额赔付。

5.经办政府医疗保障项目

在美国,商业健康保险凭借强大的医疗网络、先进的医疗管理手段以及专业化的人才,一直是政府医疗保障计划的重要经办机构,为医疗照顾和医疗救助等计划提供理赔管理、财务审计等方面的服务。自从 1965 年美国国家医疗保险计划正式建立以来,美国商业健康保险公司如蓝十字蓝盾协会(BCBSA)一直是联邦政府的医疗照顾与医疗救助服务中心(MS)的主要承包商,负责承包并转包业务给各家蓝十字蓝盾公司。20 世纪 70 年代,医疗保险费用激增成为美国社会的顽疾。面对日益上涨的医疗卫生费用,决策者开始关注费用控制。1973 年,通过了 HMO 法案,允许更多的商业保险公司参与政府的医疗保障制度管理。1982 年通过的税赋公平与会计责任法案(TEFRA),允许更广泛地引入商业保险机构参与政府的医疗保障制度管理。由于政府政策的支持,1973 年到 1985 年成为商业健康保险大发展时期。商业保险公司的参与,帮助美国联邦政府和州政府提高了医疗保障运行的效率、减缓了医疗费用增速,丰富了参保人可选择服务内容,同时,实现了商业健康保险规模效益的良性发展。美国政府这种将大量的政府医疗保障项目交由健康保险公司经办,并取得了良好的效果,其经验和做法为许多国家借鉴。

(1)美国联邦政府医疗保障计划(Medicare)。

Medicare 主要是针对老年人推出的医疗保障计划。保险公司除了可以为 Medicare 提供经办服务(管理式医疗服务,理赔审核,结算方式创新及代支代付等)外,还可以提供健康保险服务。被保障人群既可以选择政府也可以选择保险公司为其提供健康保障服务。事实证明,大型商业健康保险公司往往可以收取比政府更低廉的保费来提供与政府医疗保障计划相同甚至更全面的保障服务。在过去的几年中,由商业健康保险公司提供的美国政府医疗保障计划越来越受欢迎,总参加人数以 14% 的复合年增长率增加。大约有 20% 的美国联邦政府医疗保障计划(Medicare)受益人参加了由商业健康保险公司提供的补充保险计划(Medicare Advantage),同时有 58% 的 Medicare 受益人参加了由商业健康保险公司管理的药物保障计划。保险公司也在参与政府医疗保障项目方面获得了大量的收入。例如,安泰集团 2008 年保费收入中大约有 15% 来自为 Medicare 提供的保障服务。

(2)美国政府医疗补助计划(Medicaid)。

Medicaid 是针对低收入阶层的政府补助医疗计划。近年来,政府普遍借助商业保险公司来提供 Medicaid 经办和保障风险的服务。

（3）军队医疗系统（MHS）和 TRICARE 计划。

根据美国军队医疗系统的运作，军人家属可以参加 TRICARE 计划来获得由政府提供的健康保障服务。通过竞标程序，TRICARE 在美国的东北部、南部和西部分别主要由三家商业健康保险公司管理。

（4）联邦雇员健康福利计划（FEHBP）。

FEHBP 为近 1000 万名联邦政府工作人员及其家属提供保障。其中约 700 万州政府雇员、退休人员和他们的家属是通过私人健康保险计划来获得保障。

6.美国安泰集团的发展经验

美国安泰集团始建于 1850 年，是美国最为悠久的金融保险集团之一，其在 2008 年的营业收入达到 316 亿美元。安泰集团曾作为一家综合性的金融保险集团，进行着寿险、财险等一系列的险种和金融服务运营，而随着美国寿险和金融服务等业务的饱和度不断升高，20 世纪 90 年代安泰集团对自身的产业链进行了优化重组，将自身财险和金融服务业务等纷纷出售，开始致力于专一的健康险运营。而这种转型的效果是明显的，其保费收入由 2005 年的 225 亿美元蹿升至 2008 年的 316 亿美元，客户资源也覆盖了财富 500 强中近 70% 的企业。通过对自身实力的强化，安泰集团确立了在健康险产业中的主导地位，并进行了一系列的产业链整合工作。首先，安泰建立了遍布全美 50 个州的医疗网络，同 5000 多家医院、近 50 万名药剂师和 80 多万名医护人员签订了长期合作协议，基于自身的客户优势实现了对医疗资源的整合。其次，安泰在全球范围内积极参与各类政府医疗保障项目的经办服务，其中包括美国针对老年人的政府医保计划（Medicare）、针对贫困人口和残障人士的医保计划（Medicaid），以及英国政府的健康保障项目等，安泰集团借此不仅扩展了产业链，使得价值来源更加多样化，也极大增加了自己在世界范围内的影响。再次，安泰集团十分重视对健康保险产业价值链的延伸，在健康险这一核心业务之外，通过为客户提供健康维护、疾病管理和医疗案例管理等健康管理服务，延伸了价值链，也增加了顾客价值。最后，安泰构建了一整套的管理信息系统以完善健康险价值链各主体间的联系，仅 2006—2009 年间，安泰就在健康险信息系统方面投资了 18 亿美元，将整个公司的所有业务整合在一个系统平台上，对重要的医疗开支实现了实时的监控，很好地控制了风险；安泰还自主开发了自己的健康保障系统，通过医疗案例和疾病管理更好地实现了对被保险人的健康维护。对产业链的良好整合使得安泰集团在竞争激烈的美国健康险市场上占据了一席之地，也赋予了其在未来更大的发展空间。

（二）德国健康保险公司产业链构建经验

德国医疗保障体制是典型的社会保险模式，在德国，月（或年）工资收入低于法律规定的界限(2005 年为 3900 欧元/每年)的居民必须参加法定医疗保险,只有工资收入超过法定工资线的居民才可以自由选择参加商业健康保险。政府的政策法规决定了德国商业健康保险的发展空间,但是在有限的空间内德国的商业健康保险却实现了良好发展。目前,商业健康保险覆盖了约 10% 的德国居民,800 多万人口正在享受商业健康保险提供的高质量的医疗保险服务。商业健康保险已成为德国商业保险中的重要组成部分,保费收入超过车险的保费收入。德国商业健康保险的良好发展,离不开商业健康保险公司对价值链的充分拓展,对健康产业的深度耕耘。德国最大的商业健康保险公司——德国健康保险股份公司(DKV)创立于 1927 年,是欧洲最大的商业健康保险公司,DKV 在健康保险产业链的探索称得上是这方面的楷模。

1. 对国家政策的把控

政府的政策变化对商业健康保险的发展会产生重大影响,有时带来机遇,有时则提出更大的挑战。尤其在德国这个以社会保险为主的国家,政策的变动对商业健康保险的影响更大。如自 2003 年开始,德国政府不断提高法定工资线,使得近些年来德国商业健康保险的购买人数大幅下降。2003 年,商业健康保险保费收入的增长率为 7.2%,而到 2004 年和 2005 年,该数字分别下降到 6.8% 和 3.5%,据估计 2006 年的增长率只有 4.2%。

DKV 作为德国最大的商业健康保险公司,面对政府的政策调整,它首先对自己面临的健康保险市场进行深入分析,发现在商业健康保险的诸多业务中,受政府政策的调整影响最大的是传统商业健康保险产品;随着健康保险的发展,以产品开发、销售、核保、理赔为代表的传统健康保险受到很大挑战,它已不能充分满足被保险人以及市场的需求;德国白领等阶层对体检等预防性检查的需求很大,这是一个全新的市场,未被充分开发。在深入分析市场环境之后,DKV 在战略上设立了 Medwell(它的子公司),专门致力于发展预防性健康保险产品。Medwell 推出的 OPIMED 产品,是第一个商业健康保险服务产品,由 DKV 承保,提供了病人与医生之间对健康预防的新型平台。OPIMED 被德国资本杂志评选为 2001 年最佳创新产品,它的成功运作也为 DKV 树立了良好的口碑,带来了良好的经营业绩。

DKV 的发展经验告诉我们,商业健康保险应该客观地面对政府政策变动,不断分析所面临的市场环境,在政府政策变动中开创自己的"蓝海",寻找、开发商业健康保险新的需求,最后转化为现实的商业需求,获得自己全新的发展。

2. 不断进行产品创新与开发

德国商业健康保险公司都非常重视通过产品的创新与开发的方式,在竞争中赢得一席之地。针对不同客户人群的特点,开发了名目繁多的险种。既有针对不参加法定医疗保险人群的替代型保险产品,也有针对已参加了法定医疗保险人群的补充型医疗保险产品。既有终身保障的产品,也有短期产品。保障内容覆盖了住院和门诊的检查费、诊断费、治疗费、手术费、护理费、康复费、住院津贴、病后疗养、海外治疗和急救、牙科和眼科质量,甚至健康体检和验光配镜。正是由于他们这种创新与竞争意识,使得目前德国健康保险市场上满足消费需要的健康保险产品种类繁多,保障全面,既有全保类、定额类、补充附加类,又有基本类、标准类、大学生疾病险、疾病贷款偿还险等种类。

3.专业化经营

专业化经营是指健康保险业在专属经营和监管的环境下,创新健康保险管理技术、延长健康保险产业链、加强与医疗机构的合作,并积极参与政府医疗保障项目,为消费者提供综合质优的健康管理服务和保险。在德国,全国人口只有8230万,而市场上专业的商业健康保险公司却有近50家,其中以DKV为首、Debeka和Allianz次之,三大商业健康保险公司的市场份额(按保费收入统计)高达38%以上。德国的保险业实行寿险、财产险、健康保险分业经营,即经营寿险和财产险的公司不得经营商业健康保险,反之亦然。由于商业健康保险的风险发生率与寿险有着明显区别,前者是基于疾病发生率,而后者是基于死亡率来计算,因此,专业化经营有利于商业健康保险建立本行业的精算原理、风险评估及控制技术、管理方法等,并有利于监管以保护消费者利益。在德国有48家专业经营商业健康保险的公司,建立独特的医疗健康网络,在产品开发、核算定价、核保核赔、信息系统、数据统计和分析、经营流程、客户服务和管理、医院管理等方面积累了丰富经验。正是由于这种严格的分业经营和分业监管,德国现有的商业健康保险经营主体才能得以专心致志地发展商业健康保险,在产品开发、核算定价、核保核赔、信息系统、数据统计和分析、经营流程、客户服务和客户管理、医院管理等方面发展了极其系统而又十分精细的理论和技术,积累了丰富的经验。此外,德国商业健康保险业非常重视精算人才培养,这有助于降低商业健康保险的各类经营风险的发生。目前,德国精算学会1710名会员中约有250名健康保险精算师及250—300名数学家,主要为50多家专业健康保险公司提供服务,包括健康保险新产品费率计算、理赔资料分析、费率调整、准备金计算等。

4.对健康保险产业链的创造和延伸

DKV在发展过程中非常注重对健康保险产业链进行细分与拓展。首先,通过提供综合的健康管理服务来延长健康保险产业链。根据产业链构建的要求,DKV先后设立了相互独立的六大商业健康保险子公司(它们分别是Medwell、goMedus、miCura、goDentis、APA、DKV-Seniorenresidenzen),从各个环节实现健康保险价值的创造。如goMedus,主要专注于门诊领域提供高质量的医疗救治;miCura则主要专注于提供以人为本的护理服务;DKV-Seniorenresidenzen提供可居住的深度护理,使老年人在家中就可以得到温馨的家庭式服务;APA 专门进行慢性疾病的管理与控制等。对健康产业的深度开发,使 DKV 赢得了消费者的信赖,业务收入稳健增长,成为欧洲最大的商业健康保险公司。DKV 还早在 2001 年就启动了"Think Healthcare"(关注健康)的长期战略,不断整合健康管理和医疗服务的资源。由于 DKV 前期的努力,目前已整合了多家健康管理服务机构。同时,DKV 的子公司 Almeda 还通过远距离遥控和监测技术提供疾病管理服务。其次,DKV 在健康保险产业链的延伸中非常注重跟医疗机构的合作。自 2001 年起,就不断通过资本纽带涉足医疗机构,投资金额约占每年保费收入的 3%—4%。同时,DKV 还积极参与政府医疗保障项目。如 DKV 在西班牙的丹尼亚(DENIA)项目和在阿联酋阿布扎比的达曼(DAMAN)项目,前者通过健康保健组织(HMO)形式为政府的基本医疗保险提供医疗服务,后者通过与政府建立合资保险公司的方式,在阿联酋建立了第一家专业性的国有控股的健康保险公司——达曼保险公司。商业健康保险只有融入国家医疗保障体系建设中,才能实现其持续健康发展。

(三)英国健康保险公司产业链构建经验

英国拥有庞大的商业健康保险产业,商业健康险支出约占所有的健康保险支出的 16%。英国医疗体系建立后商业健康保险支出稳定增长,拥有私人健康保险的人数几乎每 10 年增加 1 倍。据统计,2007 年,12% 的英国人(约 726 万)拥有私人健康保险,而 1979 年这一数字仅为 300 万。超过 250 万的英国人的商业健康保险由其雇主为其购买。2006 年英国商业健康保险保费收入达到 30 亿英镑,预计 2012 年将达到 39 亿英镑。

英国的健康保险由传统的互助协会、保险公司和友好社团提供。英国保柏公司(BUPA)、安盛医疗保险公司(英国)(PPP)以及诺威治联合医疗保健公司(Norwich Union Healthcare,简称 NUH)是英国三大商业健康保险公司,占有英国健康险市场 76.5% 的份额(其中 BUPA42%、PPP24.5%、NUH10%)。

保柏公司(BUPA)创立于 1947 年,全称为英国互助联合会(British United Provident Association),是全球最大的国际健康和保健服务机构之一,其分支机构遍布英国、西班牙、澳大利亚、沙特阿拉伯、美国、印度、我国香港等 200 多个国家和地区。该公司是一个没有股东的互助机构,税后盈余全部再投资于改善设施和提高客户服务质量水平。2008 年,保柏收入增长了 39%,达 59 亿英镑,客户总数 1030 万,同比增长 32%(这一数字尚不包括美国 Health Dialog 公司拥有的 2400 万客户)。几十年来,BUPA 在英国健康险市场上一直处于领导地位。了解保柏公司运营状况,学习其成功经验对于发展我国商业健康保险产业具有重要的启示意义。

1.注重市场开拓、产品开发

英国的国民卫生服务体系覆盖99%的国民,商业医疗体系发挥空间不大,商业健康保险组织只能小范围地进入基本医疗保险市场。但是这种几乎免费的全民医疗也存在着很大的弊端,在公立医院就诊的排队时间长,服务效率差,使得很多高收入的英国公民转向到私营医疗机构就诊。但NHS体系对私营医疗机构的产生的就诊费用是不予报销的,商业健康保险则可提供这些费用的报销,这也就为英国商业健康保险的发展提供了市场基础。英国健康保险业也正是找到了准确的市场定位,针对消费者个性化的保险需要,为高收入人群提供大量丰富的健康保险服务,满足了消费者的多元化的保险需求,从而获得了巨大的成功。

目前英国有45家商业健康保险公司,根据市场和客户需求提供了种类繁多的保健保障计划,主要可分为以下三大类:一是普通的商业健康保险。保险公司一般负责为投保患者支付在私人医院诊断、手术以及住院的费用。该类保险可以保证投保患者减少排队、较快地进行手术。投保患者按月或季度、年度支付保险费。保险费一般根据患者的年龄、所希望的赔偿数额以及职业等不同而有所不同。但商业健康保险一般都只保可治愈的疾病,而很少包括艾滋病或者精神疾病。二是重大疾病保险。此类保险一般包括癌症、心脏病、中风、大的器官移植手术或者永久性残疾等。重疾保险的赔偿往往采取一次性支付大笔赔偿金的方式,其数额一般在数万英镑。三是永久性或长期性医疗保险。这类保险是为了保证患者因病残而丧失工作能力、失去经济来源后,其基本财产能够有所保障。因为一些患者由于无法支付家庭私人护理费用,有时不得不变卖房产。一些保险公司据此退出了永久性医疗保险,而就负责确保患者在不需要变卖房产的情况下,为其支付全部或部分的私人护理费用。

BUPA公司也是如此,在其发展过程中,一直秉承客户至上的理念,根据英国商业健康保险的实际情况,从客户的实际需求出发,设计了各种健康保险计划。在提供商业健康保险公司普适性产品,如重大疾病保险、医疗保险、失能收入损失保险、长期护理保险、牙科保险等的同时,还根据一些特殊客户的需求,开发了特色化的产品,包括为癌症、心脏病患者量身定制医疗保险计划。在慢性病高发的现代社会,这类保险产品的开发无疑为BUPA公司抢占了相当大的市场份额,为该公司在英国的发展壮大打下良好的客户基础。

2.重视产业链延伸

近年来,英国不断上涨的医疗费用使健康保险公司意识到健康管理的重要性,通过健康知识宣传、疾病预防、慢性病管理等方式以达到阻止病情恶化、控制医疗费用、降低赔付率的目的。许多健康保险公司将保险保障、健康管理服务、医疗服务及其供应商等资源整合在同一平台下,并通过深化与NHS的合作或自办医疗机构等方式,增强了风险控制能力。

BUPA(保柏)更是英国商业健康保险公司中重视健康保险产业链构建的重要典范。在英国,保柏拥有 26 家医院(约 1400 个床位)、200 多家合作医院、50 家健康评估中心、299 家疗养院、44 家育儿机构以及 200 万医疗保险客户。保柏公司通过其自有医疗机构和大量的医学专家为客户提供医疗服务;通过健康服务热线,在24 小时内为英国保险顾客提供健康信息和建议。英国一半以上的顶尖企业都是保柏的客户,享受其提供的职业健康教育、体检、牙科保健、压力管理、流感疫苗注射、吸毒及酗酒检查等健康管理服务。秉持"预防、缓解和治疗各种疾病"的原则,保柏公司专注于健康和保健工作,为客户提供专业健康知识,倡导健康的生活方式。正是其专业化的经营策略筑就了保柏的全面成功,使其发展成为全球领先的健康管理专家。

在健康保险产业链的构建和延伸上,BUPA 不仅致力于专业的健康保障和管理服务,而且在还非常重视和医疗机构的合作,甚至在英国医疗改革中也发挥了积极的作用。2002 年,英国政府通过引入像保柏一样具有资质的私营医疗机构,对效率低下的国民卫生服务系统 NHS 进行了改革。保柏向英国政府建议增加对公共医疗资金投入以及发展新的资金管理模式:一方面,保柏通过自有医疗机构为客户提供高质量的医疗服务;另一方面,加强了与医疗机构的合作,规范医疗服务与费用,重视病例管理的研究分析,确保治疗方案的合理及高效。2006 年保柏还建立了医院质量及服务评估系统,包括 12 个方面、150 多项指标,所有医院必须通过这些指标才能成为其合作定点医院。由此进一步改善了医院管理,提高了 NHS体系的效率。

3.积极参与国家经办业务

由于英国医疗保险的运行机制、管理模式以及经费来源等方面实行计划管理,在医疗卫生资源配置、医疗服务价格等方面,市场机制调节功能较弱,医院普遍服务效率低下,无法有效调动医生的积极性,医护质量不高,大众的多层、多样化医疗需求受到定程度的限制。如在英国做一个膝关节置换手术可能要等待 4 至 6 个月。同时,也面临着越来越明显的医疗费用快速增长、财政负担不断加重的压力。

为了解决上述问题,英国在 20 世纪 70、80、90 年代都进行了医疗保障制度改革。进入 21 世纪,英国的医疗保障制度改革更注重以下几项措施:一是拓宽医疗保障资金的来源;二是将利用外资与引进国外先进的医疗和护理技术有机地结合起来;三是通过体制创新,实现整体医疗服务能力的集约型扩张,积极鼓励私人资本和私营医疗机构进入大众医疗服务领域。英国医疗保险行业在对外开放市场的同时,积极引进、利用国外先进的医疗、护理和管理技术,弥补英国整体医疗资源的不足,实现了英国医疗资源总量的集约型增长。近期,英国政府积极探索国民健康服务体系诊断、治疗等服务的商业化运作模式,推行政府外包服务采购,开始允许符合资质的商业保险公司为国民健康服务体系提供管理服务。通过委托管理,使民众在现有的医疗服务资源状况下,获得更好的健康保障和健康护理,改善健康状况,提高健康水平。

政府的外包服务采购计划由经历严格资格预审程序的服务供应机构组成,卫生部负责根据供应商的技术和商业能力进行审核。每个机构都将提供与其资质相匹配的服务,如提供数据分析服务,帮助初级保健信托基金评估不同地区民众的需求和发展趋势,提供就医协调等。有些机构只能提供一种或几种,而一些实力雄厚、经验丰富的公司可以提供全部的管理服务。

政府外包服务采购计划在利用本土商业保险公司的同时,积极引进商业健康保险发达的美国专业健康保险公司参与国民健康服务体系的运营,希望通过商业保险公司的参与,使人们得到及时、有效的医疗保障服务,提高医疗保障体系运行的效率。美国安泰、美国联合健保、美国恒诺、英国保柏等14家公司通过竞标的形式,加入英国政府的外包服务采购计划。其中,安泰、联合健保、恒诺保柏等4家公司能够提供全部的管理服务,主要包括以下内容:加入政府外包服务采购计划的机构主要职责是通过5个方面提供高质量和高效率的健康保障:评估和规划、承包和采购、绩效管理、解决与审查病人及公众参与。这些职责具体包括8个方面的服务内容:非计划的急性健康、计划的急性健康、精神健康、社会关怀、初级保健、社区服务、专家服务、救护车服务。提供这些服务的商业机构需要承担一定服务管理的风险,即在达到预期管理效果后,才能从节省的费用中提取一定比例作为管理费收入。

三、国际健康保险产业链构建对我国的启示

无论是以商业健康险为主要模式的美国,还是以社会保险为主要模式的英国、德国,其商业健康保险市场都已经发展到了比较成熟的阶段,有着各自一整套的成熟运作体系和完善的产业链。虽然我国在医药卫生体制和医疗卫生体系发展情况方面与这些国家有所不同,但其成功的运营和发展经验,无疑可以给我国商业健康险的发展带来很好的启示。

(一)加强健康保险产业链核心企业——健康保险公司的专业化经营水平

从国际经验可以看出,商业健康保险行业的发展离不开合理产业链的构建和维系,而在整个健康保险产业链中,核心企业的发展是整个产业链良好运作的前提条件,也是整个行业发展的基础。不管是德国的DKA,还是英国的BUPA都给我

们上述启示,这对我国健康保险产业链的构建和发展有着不小的启发。在核心企业整体实力的提升上,我们可以根据已有的国际经验,可以在以下几方面重点提升。

1. 树立专业化经营理念

从国民健康保障需求和国际经验来看,健康保险不仅要为民众提供传统意义的健康保障服务,还要进一步延伸和扩展服务范围,对客户实施积极有效的健康管理服务。通过健康保障与健康管理的有机结合,实现对健康风险的有效识别、评估和控制,从而在提高人民群众健康水平的同时,提升市场主体的经营稳定性,更好地体现健康保险的专业价值和社会价值。专业性健康保险公司应该成为未来保险市场主要的健康保险服务商,通过大力发展专业性的健康保险公司,增加健康保险的供应主体,解决健康保险供求失衡问题,并推进健康保险业务的专业化水平,提高我国健康保险的竞争力。随着外资健康保险公司不断进入我国健康保险市场,竞争也将日益激烈,为了更好地迎接挑战,增强我国民族保险业的竞争力,大力发展专业性健康保险公司必不可少,既包括增加健康保险公司的数量,也需要进一步改善已有的几家健康保险公司的服务质量,比如人保健康、昆仑健康等需要进一步完善自己的服务体系,加大新产品开发的力度,健全服务网络建设,以更好地应对挑战,发展壮大自己。

2. 重视市场细分和开发

正如前面提到的,为了在不同社会环境下能得以良好的生存,健康保险公司首先必须有明确的市场定位。特别是像德国和英国,整体的医疗环境跟我国有类似之处,都是在社会医疗保险广覆盖的前提下发展商业健康保险,它们的经验更值得我们借鉴。不管是德国还是英国,其商业健康保险均是在社会医疗保险占主体的社会环境下发展起来的,这就首先要求公司寻找自己的市场和客户。

(1)清晰的市场定位。

清晰的市场定位对于商业健康保险的发展是必要的,并且在未来我国医疗保障体系的逐步完善过程中尤为重要。商业健康保险积极参与基本医疗的服务固然是重要的,但弥补和积极开拓目前基本医疗保障范围之外的市场更是当务之急和长期立业之本。举例说明,商业健康保险从产品种类上可分为医疗保险、疾病保险、护理保险、收入损失保险等4大类。2011年商业健康保险市场中,疾病保险保费收入占比56.68%,医疗保险保费收入占比43.04%,失能收入损失保险保费收入占比0.12%,护理保险保费收入占比0.17%。这说明健康保险市场产品结构存在严重畸形发展,在长期护理保险、失能收入保险等业务上几乎空缺。未来我国人口老龄化的趋势严重,据测算2011年我国老年长期护理总费用预计为3464亿元,预计2030年将突破10000亿元,2050年将达到39682亿元。而我国目前的社会医疗保险由于没有足够的资金、成熟的技术、丰富的经验和数据,短期之内没有为老年人的护理费用提供融资保障的设想。在这种情况下,商业健康保险应该乘势而上,将老年长期护理保险打造成自己的品牌产品。从打造专业化护理保险的定位起步,建立专业化的经营主体、中介管理主体,甚至护理服务提供主体。除此之外,基本医疗保险范围之外的病种,基本医疗保障范围之外的药物,非医疗保险范围的医疗保健与健康维护服务等,都将成为商业健康保险业务的潜在拓展空间。对于商业健康保险经营者而言,应该确立清晰的市场定位,大力发展对社会医疗保险起补充作用的产品,满足居民日益差异化、多样化的健康需求。

(2)加强对高端客户的开发。

从这两国商业健康保险的发展中不难看出,高端客户的开发是一个重要手段。因为在医保"广覆盖、低保障"的环境下,低收入人群一般满足于社会医疗保障。而高收入人群,随着其经济和社会地位的提升,对生活品质的要求会越来越高,同时也有相应的经济实力去寻求解决基本社会医疗保障中存在的低效率、低服务质量问题。因此,在我国刚刚实现全民医保的今天,对于商业健康保险来说,这部分市场的开发和客户的寻找是至关重要的。通过对高端人群健康保障需求特点的分析,细化目标市场和服务人群,开发系列化的健康保险产品和健康管理服务计划,逐步形成涵盖健康、亚健康、疾病等健康周期,病前健康维护、病中诊疗管理、病后康复指导等全过程,既补偿医疗费用,又提供健康服务的全面健康保障产品体系。

首先,在客户定位上,我们可以从具有较高经济支付能力的个人和团体上入手。包括:①国内中外资企业中高级管理人员;②高级专业技术、研究、教学人员;③政府、事业单位相应的管理人员;④较为富裕的个体经营者;⑤其他外籍在华人士等。其次,在保障内容上,可以从以下几方面入手:①高额医疗费用及基本医疗保障范围以外的费用报销,如基本医疗保障之外个人分担的医疗费用、超支付限额的医疗费用,超出基本医疗报销目录的检查、治疗、药品、床位等费用,以及紧急救援、误工补贴、家属陪同、境外治疗、配镜等服务项目费用;②高额疾病保险、护理保险和失能收入损失保险等服务,补偿因疾病带来的其他经济损失;③对传统保险产品不报销的因艾滋病、性病、自杀等产生的费用,可作补偿;④还可配套提供如健康咨询、诊疗绿色通道、专家会诊、慢性病管理、家庭医生、二次诊疗、心理治疗等服务。

高端客户的开发,对目前我国健康保险市场的发展有着重要的意义。①发挥自身优势,提供基本医疗保障未涵盖的高端健康保险、疾病保险、护理保险和失能保险,完善多层次医疗保障体系。②设计针对性强、特色鲜明的健康保险产品和健康管理服务,满足民众日益增长的多层次健康保障需求,促进民众健康意识的增强,减少和改善疾病的发生发展。③利用与医疗服务提供者灵活的合作机制和"优质优价"的杠杆作用,引导高、中、低端的医疗服务资源有效利用,促进医疗卫生资源的合理配置和利用效益的提高。④丰富产品体系,提升服务能力,突出自身特色,树立专业品牌,逐步形成差异化的服务领域,促进商业健康保险持续健康发展。

3.建立专业化产品体系

专业化的产品体系是健康保险公司赖以生存的基础,在目前我国健康保险产品数量众多但质量不高的前提下,我们要充分研究客户需求、深入把握疾病风险的特点,加大健康保险产品开发的创新力度。改造和升级传统的医疗、疾病保险产品,积极开发护理保险和失能收入损失保险产品。在健康保险产品中融入健康管理元素,开发不同层次的健康保险与健康管理服务相结合的综合保障计划,满足不同客户群体的多元化保障需求,逐步建立保障特点突出、专业特色鲜明的专业化产品体系。

4.建立专业化内部风险选择和管控体系

保险公司应研究和建立一套专业化的内部风险选择和管控系统,减少健康保险客户和医疗服务提供者的不当、不道德,甚至恶意的行为。在保险公司经营健康保险的过程中,也积累了一些有效的管理的经验和技巧,但这些方法和做法并没有形成系统的专业化管控制度,而且这些管理经验也并没有通过培训,传承到保险公司的各层管理人员,有待于保险公司进行研究总结形成专业化的制度,融会贯通到日常的过程管理中。

医疗风险控制是健康保险经营的关键。建立事前健康管理、事中诊疗监控、事后赔付核查的"三位一体"的医疗风险控制机制,是控制健康保险业务经营风险的有效手段。事前健康管理就是在疾病发生前,对客户的健康状况进行监测、分析、评估,提供健康咨询和指导,并对健康危险因素进行干预。针对不同客户,制订个性化的健康改善计划,持续跟踪促进健康改善计划的落实,努力提高客户的健康水平,降低疾病发生率。事中诊疗监控就是在客户就医过程中,借助社保补充等政策性业务平台,加强与医疗机构的合作,强化对医疗行为的监控和干预,降低和减少过度医疗行为的发生。事后赔付核查就是对客户医疗费用支出的合理性进行全面细致的专项审核,剔除不合理成分。对一些重大疑难案件,进行专门的调查核实,有效控制道德风险和超额赔付。

(二)积极寻找产业链的合作伙伴

从国际发展的经验来看,健康保险产业链中合作伙伴的选取不仅能帮助健康保险公司赢得客户和业务,也是健康保险公司能否有效控制风险、能否保持盈利的重要因素。不论是美国的管理式医疗,还是德国的DKV公司,抑或是英国商业健康保险的发展,都与健康保险产业链中的合作伙伴以及核心企业与合作伙伴间的合作模式及深度是密不可分的。同时也是健康保险产业链的延伸和客户价值增值的重要因素。纵观国际健康保险产业链的发展,健康管理市场的发展以及医保合作的深入开展是促进健康保险产业链的两个重要环节，也是促进健康保险长足发展的重要因素，这对我国目前的健康保险市场是一个重要的启发。

1. 积极开发健康管理市场

健康管理是指对个人或群体的健康危险因素进行全面管理的过程，主要通过实施健康教育、健康咨询、预防保健等干预措施，达到促进健康的目的。英国商业健康保险成功的经验表明商业健康保险的良好发展离不开对健康管理的充分关注以及对健康产业链的充分拓展。健康保险公司不仅要提供保险产品，更重要的是要为客户提供从前端的疾病预防、健康保健到最终的危重病治疗等一系列全面优质的健康管理服务。通过有效的健康管理，实现对投保病人疾病的早发现、早治疗，从而维护投保人身体健康，减少保险公司赔付支出。德国、美国等商业健康保险经验也告诉我们，健康管理工作和健康保险业的结合，可以更好地降低商业健康保险的道德风险和逆选择等问题。因此，可考虑借鉴以健康管理理念为中心的管理式医疗保险模式，结合当前我国社区全科医师制度的开展工作，加强医疗资源网络建设，尝试健康管理工作的探索。由于社区卫生服务的特殊性，可以在服务内容上重点发展健康教育、预防保健、中医进社区等方面。而在健康管理模式的探索过程中，保险公司应创新健康保险管理技术，延长健康保险产业链，推出多样性的产品品种。与此同时，由于新医改中卫生信息化工作的推进，建议保险公司在加强行业内部经验数据、基础数据及相关信息网络建设的同时，基于正在开展的居民电子健康档案工作，创新与医疗机构"合作共赢、风险共担"的合作模式，共享相关医疗卫生信息资源。在合作方式上，可以考虑通过签订合作协议、保险公司直接参与、服务项目间接委托等方式来进行。

目前，我国的健康保险公司偏重于产品推广而轻健康管理，健康险经营的专业化水平较低，过于倚重银保渠道。而且目前的现实状态是，占据健康险70％市场份额的寿险公司通过低价销售健康险来开拓市场，导致产品定价不规范，运行成本居高不下。因此，面临激烈竞争的专业健康保险公司更是无暇顾及专业化，健康服务还停留在简单的短信提示、预约挂号上，健康管理的水平较低。我国的健康保险公司要想在激烈的竞争和高赔付率的双重压力下摆脱经营困境，就必须增强风险控制能力，成为客户可信赖的健康管理专家，保险保障和健康管理并举，丰富健康服务内涵，延伸专业服务价值链；深化与医疗机构、专业健康管理公司及社保机构的合作层次；通过投资、兼并、合作等多种形式涉足健康产业的各个相关领域，打造一条涵盖体检、健康咨询、疾病治疗、康复、护理、养老等诸多领域的完整健康产业链，拓展利润来源，形成新的业务增长点。通过健康保险与健康管理的深度融合，可以为健康保险的发展提供重要的作用。

首先，通过健康保险和健康管理的结合，可以提高被保险人健康水平，控制保险公司赔付风险。健康保险和健康管理结合,不仅可以在疾病发生后进行经济补偿,保障有效治疗,尽快恢复健康水平,还可以对健康状况进行全面监测、分析、评估,提供健康咨询和指导,开展慢性病管理、预防保健等健康管理服务,对健康危险因素进行干预,维护和改善健康状况,降低老年病、慢性病等医疗费用支出,缓解老龄化和慢性病带来的日益增长的医疗费用负担,降低保险公司赔付风险。

其次,可以强化保险数据基础,增强保险机构能力建设,有效控制经营成本。基础数据是保险业经营管理的核心技术领域,与普通寿险相比,健康险的基础数据更为复杂,包括疾病发生率数据、医疗费用数据、客户健康信息等,信息量更大,对数据质量的要求也更高。通过健康保险和健康管理,收集更加全面的数据,可以提高费率厘定的科学性,提高保险机构经营成本管控水平。

最后,可以拓展保险机构的服务领域,延伸产业链条。坚持健康保障和健康管理相结合的理念,转变传统报销制经营方式,探索管理式医疗,提高医疗服务效率和质量水平,提升服务对象的满意度。保险机构还要探索通过投资设立、兼并收购、战略合作等多种方式涉足医疗机构,加强医疗风险管控,促进保险业与医疗卫生服务业优势互补和共赢发展,在提高国民健康素质的同时,体现健康保险行业的专业价值和社会价值。

2. 积极开展与医疗单位的合作

健康保险是一个世界性难题,原因就在于健康保险的道德风险偏高、逆选择严重、医疗风险难以控制,赔付率居高不下。健康保险的经营特点决定了商业保险公司与医疗服务提供者存在着天然的密切联系。在利益驱动下,医疗服务提供者往往会利用其在医疗保健方面的专业优势推动医疗费用不合理上涨,增加保险公司的赔付成本。由于商业健康保险在经营发展过程中保险公司对医疗风险控制能力薄弱,造成部分公司部分险种赔付率较高,影响了该险种的盈利能力,也影响了保险公司经营该险种的积极性。因此,从某种意义上而言,商业健康保险要发展,对医疗风险进行有效控制是关键。因此,保险公司要想真正有效地控制医疗风险,其中就离不开与医疗机构的合作。双方合作是商业健康保险经营中不可或缺的一部分,甚至在很大程度上决定了保险公司的盈利水平。其实质就是将健康保险产业链的价值与风险在医疗服务提供者与商业健康保险提供者之间进行平衡,在健康保险产业价值链中,医疗机构与保险机构能根据各自的专业优势和议价能力进行分享。

医保合作正是通过某种机制安排,与医疗服务机构建立风险共担、利益共享的合作机制,有效制衡医疗机构的道德风险不仅必要,而且十分关键。从国际经验来看,美国、德国、英国等商业健康保险发达国家,无一例外在健康保险发展中非常重视跟医疗机构的合作,甚至是自己开办医疗机构,实现了对于医疗风险的有效控制。如美国的管理式医疗,健康保险公司通过跟医疗机构的深度合作,改革了传统的付费制度,使直接支付制度成为可能。而英国的 BUPA 和德国的 DKA 旗下都拥有众多的医疗机构,也大大增强了对医疗风险的控制。

而现阶段,我国的健康保险公司主要是通过与医疗机构签订合同的方式进行合作,但由于没有形成利益共同体,因此效果并不理想。在有条件的情况下,健康保险公司适时参股或控股某些医疗机构,或投资设立中小型规模的医疗机构(如社区诊所)是与医疗机构建立利益联盟或为未来可行的发展趋势。当然,实现真正的医保合作,我们还需要多方面的努力。首先,要从政策层面尽量给予保险公司和医疗机构相对平等的地位。实现医保合作,虽然方式多样,但不论以怎样的方式进行合作,保险公司在合作初期均要对医疗机构的诊疗机制、医保制度、设施人员配备等方式进行考察与审核,并根据实际情况统一配置网络内的医疗资源,包括确定医疗服务机构、医师、治疗方案、药品供给等,最后通过运营数据的收集、监控、比较,全面评价诊疗结果,并不断优化网络内所有医疗服务机构的诊疗方案。而我国的保险公司在与医疗服务机构合作时,尽管也有介入医疗行为的动机和设想,但由于双方在谈判过程中的博弈地位悬殊,难以建立医疗行为的监测机制,更不可能统一配置医疗服务资源、优化医疗服务效率、降低医疗风险。因此,改变这种局面,真正实现医保合作,首先要从政策层面进行修正,使保险机构和相关医疗机构保持尽量平等的地位。其次,要加快信息化建设,建立全国联网、互联互通的医院信息系统。医疗信息的互联共享是实行整合医疗、促进分工协作的必要条件。医疗服务共同体就是以一套完整的、互联互通的医院信息化平台作为支撑,信息系统的应用极大程度地提高了资源利用效率和医疗服务质量,各家医院不再是一个个信息孤岛,通过电子病历、个人健康档案等信息化手段可以对更大范围内的患者进行健康管理。

3. 积极参与各种政府经办业务

2007 年,英国政府确定了 14 家商业保险公司为 PCT 提供管理服务,将"服务外包"。根据核定的资质,部分保险公司可以受托完全承担基金管理责任,在居民就医质量不变的情况下,保险公司可以从节约的基金中提取一定比例作为收入。实践发现,在实行了服务外包的地区,PCT 的管理能力明显增强,卫生服务体系进一步完善。20 世纪 70 年代到 80 年代,美国广泛地引入商业保险公司参与政府医疗保障制度管理以控制日益激增的医疗保险费用。商业保险公司的参与,帮助美国联邦政府和州政府提高了医疗保障制度的运行效率,减缓了医疗费用的增加,丰富了参保人可选择服务的内容,同时也实现了商业健康保险规模效益的良性发展。

国外的经验告诉我们,商业健康保险公司参与社会医疗保险管理,一方面有利于社会医疗保险运作,提高效率;另一方面也使得商业健康保险公司经营范围得以扩大,有利于提高经营效益。在政策允许的情况下,商业健康保险通过积极参与社会医疗保险的管理,能够达到合作共赢的目的。

(三)积极探索产业链各要素间的合作机制

对于构建健康保险产业链的工作,对价值链进行整合实现各主体的融合或合作并非完成了全部的工作,更为关键的是要有稳定的合作机制来保证新构建的产业链能够顺利运作并产生更高的价值。

1.建立合理的利益分配机制

除了兼并其他主体以及自行对价值链进行延伸等较为强势的整合行为之外,任何形式的合作都要以能够为参与合作的主体带来高于其单独行动产生的价值为前提。因此,在价值链的构建过程中首先就要在各主体间建立合理的利益分配机制。而价值链上各主体间的合作关系一旦形成,某一方的行为变化很可能会导致另一方的利益变动,甚至使另一方受到较大的损失,其结果很有可能是产业价值链的不稳定甚至瓦解。因此,在利益分配机制形成后要根据价值链运行和发展的情况,对该机制进行有效维持和合理微调,使利益分配尽可能符合各主体的愿景,维持合作的稳定。对健康保险公司而言,理顺自身与顾客、医疗机构之间的利益关系并形成良好的合作氛围是关键。对于前者,可以通过产品设计和健康管理来实现这一点;对于后者,可以通过医疗管理来统一各方利益。

(1)健康保险公司与客户之间的利益分配。

客户是健康保险公司赖以生存的源泉,在健康保险产业链构建中,作为核心企业的健康保险公司本身,首先要善于开发客户,通过合理的与客户间的利益分配达到吸引客户、留住客户的目的。健康保险公司对客户的吸引应贯穿于从展业到理赔的各个环节,以及健康管理的整个流程。从提高客户价值的角度出发,健康保险公司应该在完善自身运营的基础上不断探索提高客户价值,为客户提供价廉质高的服务。但有时这两者却似乎不可兼容,比如客户希望降低保费,公司却需要较高的保费保证各项经营活动更顺畅地运行;客户希望得到高质量的医疗服务,但健康保险公司却可能出于成本考虑提供定制的流程化服务。然而,客户是健康保险产业链整体价值的来源,健康保险公司必须协调这一矛盾,从而更好地构建双方合作关系。首先,健康保险公司在产品设计环节应该采取更多有效工作,包括不断积累数据实现保费设计的合理性、针对不同需求群体设计多样化的健康保险产品;其次,健康保险公司要不断探索组织机构运行效率的提升,控制不合理业务费用支出;再次,在健康管理流程化的基础上,根据不同的顾客需求采取有针对性的调整以尽可能提高顾客对服务质量的认可度;最后,健康保险公司可以尝试对核保、理赔等环节进行统一的平台管理,提高效率,降低成本。

在上述几点中,产品设计和健康管理是最为重要的。在健康保险公司和被保险人之间实现合理的利益分配,就有必要分析不同类型被保险人的买方价值链,采取有针对性的服务措施。比如,就不同收入阶层来讲,高收入被保险人群一般愿意接受优质的保险服务、医疗服务和全面完善的健康管理,而收入较低的被保险人或者由单位作为支付者的被保险人则更容易接受标准化的医疗服务以控制成本;就不同年龄阶层来讲,高龄被保险人群必然有更高的风险和健康险需求,在健康管理方面可能也会更侧重于健康护理,低龄被保险人群则风险和对健康险的需求都相对较小,在健康管理方面或许会侧重于定期的健康体检等。健康保险公司要对这些因素有所考虑,才能很好地找到自身价值与顾客价值的契合点。

(2)健康保险公司与医疗机构的利益分配。

健康保险公司在与医疗机构进行合作时,可以通过向医疗机构提供病源的途径和采取标准化医疗服务来控制医患两方的道德风险,以降低理赔费用。从长期来看,随着健康保险公司客户资源的不断积累以及医疗体系发展改革带来的医疗机构数量增加,健康保险公司的客户资源优势会对医疗机构产生较大的吸引力。但就目前我国医疗资源供不应求且分配不均的情况来讲,健康保险公司的客户优势并不明显。为了使医疗机构有意愿达成合作,健康保险公司需要采取更多措施令医疗机构获得高于不合作情况的收益。比如健康保险公司在与医疗机构的初期合作中,可以部分借鉴美国的 HMO 模式,采用医疗费用包干,即保险公司将投保人交纳保费的一定比例预先支付给医疗机构,然后由医院完全承担被保险人的健康风险,医疗费用超支的部分由医院自己承担,盈余归医院所有,从而达到控制医疗费用的目的。医院能够提前得到费用支付,则会比较积极主动地与保险公司建立合作关系。此外,健康险经营主体可以通过相互之间形成某种形式的联盟并选取数目相对较少的医疗机构进行合作,以此来扩大客户资源优势。

2.建立有效的相互制约机制

在产业链构建的初期,信任与协调机制尚不成熟,各主体难免会因为对合作成员资信信息不够了解而相互猜疑,而各主体为防止自身利益受到侵害或为获取更高的利益,很可能会率先采取对其他主体不利的行为,结果则可能像囚徒困境一样,导致两败俱伤,产业链也会受到损害甚至瓦解。为了防止这种情况的发生,有必要在产业链构建的初期采取有效的制约机制,以督促各成员方履行自身义务。

(1)与客户之间的制约机制。

健康保险公司与客户之间的制约,与一般保险公司对被保险人道德风险和逆选择的控制手段相似,主要是通过产品设计、合同约束和核保理赔流程来实现。比如在产品设计时加入免赔额,加强核保理赔人员的专业素质和职业道德培养等。此外很重要的一点是健康保险公司要防范被保险人和医疗机构的合谋,可以通过为不同客户群提供定制化的服务流程来对此进行约束。

（2）与医疗机构之间的制约机制。

健康险经营面临的最大风险就是来自医疗机构与被保险人合谋而产生的道德风险，在目前医疗机构处于较为强势地位的情况下，即便健康保险公司与之签订了合作协议，也难以保证医疗机构在利益驱动之下不会做出不利于合作的行为。鉴于此，有必要在健康保险公司与医疗机构的合作当中引入有效的制约机制，以期双方能够较好地履行合作义务，维持产业链的稳态。第一，可以通过加快信息系统建设加以制约。健康保险公司需要加快自身信息系统的建设并尽快实现与医疗机构信息系统的联网和平台共享，使得双方在合作范围以内的经营行为被对方所监督。第二，可以通过建立医疗机构和医务人员信用档案加以制约。健康保险公司可以在产业内部各健康险经营主体之间建立医疗机构和医务人员的信用档案，并根据各公司在经营中遇到的情况添加相关信息，并对被保险人公开相关档案，增加医疗机构和医务人员的违约成本。第三，可以通过加快专业人才队伍建设加以制约。健康保险公司当前面临的道德风险主要是由于其与医疗机构和被保险人之间的信息不对称造成的，解决这一问题，就必须加强健康保险公司核保理赔的专业人才队伍建设。这样就可以在一定程度上对医疗机构形成制约，限制其利用不对称信息榨取健康保险公司的利益。第四，在与医疗机构谈判方面投入更多的人力和物力。以美国安泰集团为例，其专门投入了 900 多名员工专职负责与医疗机构的谈判以及维持合作的稳定，进而建立了庞大的医疗服务网络。为了和医疗服务机构达成合作，健康保险公司应该在谈判和合作的维持方面投入更多资源，鉴于我国健康保险公司实力相对薄弱，可以考虑与横向联系的主体合作，扩大对医疗机构的谈判优势和维持能力。

第五章
中国健康保险产业链构建的现状

引　言

　　正如前面几章所述,社会经济的发展、人口老龄化的加剧、人类疾病谱的变化等外部环境为商业健康保险的发展提供了良好的发展前景和机遇,世界各国的健康保险企业纷纷在近些年抢滩这个市场,并取得了良好的发展。但中国的商业健康保险由于起步较晚,加上我国整个保险业的发展仍然比较滞后,目前面临着叫好不叫座的尴尬局面,遭遇了发展的瓶颈。随着我国医改的不断深入,国家也进一步明确了商业健康保险在整个社会保障体系中的地位,表达了支持商业健康保险发展的意愿。因此,国内的健康保险公司应该紧紧抓住发展的机遇,抢先建立长效的发展机制,在商业健康保险的发展中抢占先机。本章着重分析了我国商业健康保险发展的路径选择——健康保险产业链的构建。重点介绍了我国构建健康保险产业链的必要性和我国目前健康保险产业链的构建和实施现状。

一、中国健康保险产业链构建的必要性

　　正如本书前面几章所述,随着我国社会经济的发展,人民生活水平的提高,再加上人口老龄化的加剧,人类疾病谱的变化,健康保险的发展面临着前所未有的机遇。健康保险的发展不仅是行业发展的需要,也是满足人民日益增长的健康需求,增强人民安全感和幸福感的重要内容。而我国目前的商业健康保险由于种种原因发展仍然比较滞后,难以匹配目前强大的发展市场。因此,如何发展健康保险,不仅成为发展保险业的重要内容,也是整个社会和谐发展的重要举措。而纵观全球,

取得健康保险的长足发展,必须放眼整个市场,构建合理的健康保险产业链。而对于目前我国的健康保险行业来说,要想紧抓机遇、获得快速发展,健康保险产业链的构建就显得尤为重要。

(一)中国的健康保险业面临着前所未有的发展机遇

1.人们对健康保险的需求与日俱增

正如第二章所述,随着社会经济的不断发展,人民的生活水平也不断提高,人们不再满足于基本温饱的解决,而更多地把眼光投向对自身健康的关注,更注重生活质量的提升。而与之相矛盾的是,随着人口老龄化的加剧,慢性病发病率的急剧攀升,人们与疾病相伴的时间越来越多,严重影响了生活质量;而且,由于我国人口政策的特殊性,独生子女家庭所带来的空巢老人不断增多,也给我们的社会保障体系带来了严重的挑战;再加上我国人口众多,基数庞大,以及随之而来的医疗资源的相对短缺,这些都是基本医疗保障所无法解决的矛盾;相反,对商业健康保险来说,这些都是发展的巨大市场。这在前面已有详述,这里不再重复。

2.我国大力发展健康服务业的政策给我国的健康保险业注入了又一针强心剂

2013 年 9 月,国务院印发《关于促进健康服务业发展的若干意见》(国发〔2013〕40 号)。意见在此强调要"积极发展健康保险"。指出:"丰富商业健康保险产品。在完善基本医疗保障制度、稳步提高基本医疗保障水平的基础上,鼓励商业保险公司提供多样化、多层次、规范化的产品和服务。鼓励发展与基本医疗保险相衔接的商业健康保险,推进商业保险公司承办城乡居民大病保险,扩大人群覆盖面。积极开发长期护理商业险以及与健康管理、养老等服务相关的商业健康保险产品。推行医疗责任保险、医疗意外保险等多种形式医疗执业保险。发展多样化健康保险服务。建立商业保险公司与医疗、体检、护理等机构合作的机制,加强对医疗行为的监督和对医疗费用的控制,促进医疗服务行为规范化,为参保人提供健康风险评估、健康风险干预等服务,并在此基础上探索健康管理组织等新型组织形式。鼓励以政府购买服务的方式委托具有资质的商业保险机构开展各类医疗保险经办服务。"该意见的颁布,明确了中央在发展商业健康保险的决心,同时也给出了商业健康保险在我国发展的途径,包括推动产品创新,鼓励与健康管理、养老机构以及医疗机构的合作,开展各类医疗保险经办业务。不难看出,其实这个发展路径的推荐就是一个健康保险产业链的构建过程。由此可见,不论是从国家政策层面,还是从社会实际需求出发,我国商业健康保险的发展以及健康保险产业链的构建都面临着很好的前景和机遇。

（二）产业链的构建是行业发展的新思维

正如第三章所述，产业链是围绕某类产品或服务，以各种产业联系为基础而形成的涉及多个产业环节的链式结构。既包含各参与企业的衔接，又强调各参与企业所在行业之间的衔接，是以上两个层次的总和。简单地说，就是要把企业的发展融入整个社会中去，摒弃闭门造车的旧观念，把行业的发展与相关行业的联动及整个社会的发展联系在一起。这也是我国健康保险业急需借鉴的一点。

纵观我国商业健康保险发展的历史和现状，目前我们面临的发展困境虽然与起步时间较晚、整个保险业发展不景气等客观因素相关，但不可否认，本身经营理念的落后和经营手段的单一是造成我国商业健康保险发展窘境的重要原因。在我国，虽然也有专业健康保险，但数量少得可怜，跟我国的人口基数水平是极不匹配的。多数健康保险的经营是在寿险公司完成的，而寿险的经营从经营理念到风险控制跟健康保险其实是有很大的差别，这就造成了从产品研发和设计开始，到市场开发，甚至风险管控等重要环节都是有偏差的。正是因为缺乏龙头的专业健康管理公司，也就没有足够的能力和精力去把控整个与健康保险相关的市场，因而也就未能建立一条有效的健康保险产业链来保证行业的良性运作。

健康管理市场、医疗机构是商业健康保险公司首先应关注的市场，因为这两个市场跟健康保险客户的开发与维护、风险的控制等商业健康保险发展的关键因素密切相关。我国目前大力发展健康服务业的要求也正是构建健康保险产业链的要求。

（三）产业链的构建是提升健康保险公司整体实力的要求

我国的商业健康保险虽然面临着前所未有的良好机遇，市场潜力巨大，但由于发展时间较短，目前尚处于发展的初级阶段，与发达国家相比存在着不小的差距。从市场开拓、客户细分，到产品开发、风险控制等关键性能力上，我国的商业健康保险公司还存在着很大的发展空间。因此，我们有必要通过健康保险产业链的打造，增强商业健康保险行业的整体实力，特别是专业化经营能力，包括专业化产品的开发、专业化风险管理手段的提升等，为适应目前我国庞大的商业健康保险需求做好行业基础准备。同时，由于健康保险产品的特殊性决定了它的发展必定要和健康管理、医疗机构及社保机构等行业和机构共同发展，这就需要一条合理又运行良好的产业链来保证各行业的协调共赢发展。

（四）健康保险产业链构建对健康保险业的发展有着良好的国际经验借鉴

从第四章的分析可以看出，国际上主要发达国家的商业健康保险发展都不是孤立发展的结果,而是在与医疗、健康等相关行业紧密合作并相互促进的过程中不断发展壮大的。英、德、美等国家都给我们提供了很好的经验借鉴,这在前面已详述,这里不再重复。因此,在我国商业健康保险潜在市场巨大但市场本身又有限的矛盾背景下,积极提升商业健康保险公司能力,大力开展与健康管理、医疗机构及政府机构间的良好协作,构建合理的健康保险产业链是健康保险业今后的发展方向,必须加以重视。

二、中国健康保险产业链构建的现状

(一)产业链核心企业——健康保险公司整体实力亟须提升

在健康保险产业链中,健康保险公司处于核心地位,其整体实力决定着产业链的稳定性及与产业链中其他行业的联动效益。目前,我国的健康保险行业虽然也有了一定的发展,但与国外成熟的公司相比,不论是从经营理念,还是从经营能力上都存在一定的差距。在健康保险产业链构建的探索过程中,我们首先要了解我国健康保险企业的现状,找出差距,加快提升,为健康保险产业链的成功打造走出基础性的一步。

1.市场开发和产品种类

在我国,商业健康保险主要由寿险公司、财产保险公司、专业健康保险公司提供。截至 2013 年,我国商业健康保险市场上的健康险产品已有两千余种。从产品供给结构来看,主要包括医疗保险、疾病保险、护理保险、失能收入损失保险四大类。其中医疗保险包括普通医疗保险(如住院医疗保险、门诊医疗保险、手术医疗保险等)、综合医疗保险(如对住院床位费、检查检验费、康复治疗费等进行补偿等)、补充医疗保险(如补充型高额医疗费用保险、社保补充医疗保险等)、特种医疗费用保险(如牙病保险、处方药保险、意外伤害医疗保险、旅游医疗保险等);疾病保险包括重大疾病保险(如防癌疾病保险、肝病疾病保险、白血病疾病保险等)和特种疾病保险(如高原特定疾病保险、生育保险、输血感染保险等);护理保险包括普通护理保险(如日常看护护理保险、长期看护护理保险、近视眼护理保险等)和理财型护理保险(如个人护理保险:万能型);失能收入损失保险有长期失能保险和短期失能保险。

虽然表面上看,目前我国市场中的健康保险产品种类繁多,但仔细研究不难发现,其结构发展是严重失衡的,大多数集中在疾病保险和医疗保险上,失能收入损失保险和护理保险供给严重不足。中国日趋严重的人口老龄化以及中国家庭结构倒置,老年人的护理费将占据家庭开支中相当部分的比例,商业护理保险有很强的潜在需求,这个险种是为那些因年老、疾病或伤残需要长期照顾的被保险人提供护理服务费用补偿的保险产品。但目前市场上的护理保险价格较高且保险期限短,如有家公司推出的护理保险其保险责任终止期限为 60 岁,显然针对性不强。此外,被保险人无论患条款中规定的何种疾病、费用如何,领取的保险金都是固定的,这对于已纳入基本医保体系的人来说缺少吸引力。据统计,2011 年我国商业健康保险保费收入中,疾病保险贡献 56.68%、医疗费用保险贡献 43.04%、失能收入损失仅为 0.12%,护理保险贡献也只有 0.17%。从保险行业协会 2013 年最新数据来看,中国人寿提供的 64 个健康保险产品中,医疗保险 41 个、疾病保险 21 个、失能收入损失保险和护理保险都只有 1 个。而太平洋人寿、平安人寿、平安健康、新华人寿、泰康人寿等几家主要健康险产品供给公司也都只有医疗保险和疾病保险,没有提供失能收入损失保险和护理保险。另外,除人保健康、平安健康、昆仑健康、和谐健康这 4 家专业健康保险公司提供某些健康险主险外,其他保险公司提供的健康险产品多以附加险形式存在,投保者选择余地小。这在一定程度上导致了健康险险种受制于主险的情况,从而加剧了健康保险产品结构的矛盾。

由此可见,虽然健康保障有广泛的市场需求,但健康保险所开发产品的补充作用极为有限,在公共医疗费用融资中所占份额也不大,在社会医疗保障体系中的地位也就可想而知了。作为健康保险产业链的核心——健康保险公司,提升自己的整体实力,首先就要提升自身的产品研发和创新能力,为吸引客户、创造利润打好基础。

2.营销模式和销售渠道

从 2011 年我国商业健康保险不同销售渠道的健康保险费收入情况来看,72.2% 来自个人代理,19.7% 来自公司直销。由此可见,个人代理仍是健康保险销售中最传统、最主要的渠道,公司直销也是重要的营销渠道,当然其他渠道也在发挥这一定的作用。

(1)个人代理。代理制是指由保险代理人代为保险公司开展业务的模式。在现行的中国健康保险市场中,个人代理仍是健康保险销售中最传统、最主要的渠道。对于代理制,保险公司不用对代理人负连带责任,并且稳定了公司的低成本运作,代理人的雇佣、培训和支付下级代理所发生的一切费用都出自他们的佣金,保险公司可以确保它的成本仅仅是支付给代理人的佣金,这对于要发展业务的公司来说,代理制是一条相对廉价而且无风险的渠道,但是代理制也存在一些不足。一是保险公司对营销员的招募比较粗放、随意,人员素质较低且流动性较高。统计数据显示,保险营销员一年留存率仅为 30%,两年留存率仅为 15%,不利于行业持续健康发展。二是保险营销员被作为公司员工进行管理,但是在法律上又只是代理人,享受不到员工的合法权益,职业安全感和归属感较差,保险营销员与公司的矛盾和纠纷不断出现,诱发群体性事件的风险也在增加,不利于社会和谐稳定。三是保险公司普遍采取的介绍加入、组成网络、复式计酬等做法极易带来误导销售、违规销售等问题,损害保险行业的声誉。

(2)保险直销。保险直销是保险直复营销的简称,是指通过电话、信件、短信、目录、报纸、杂志、电视等方式直接向顾客提供信息,通过获得顾客回复的信息来达成交易的销售方式。在我国健康保险的团险营销中被广泛应用。直销虽然是保险市场中新近兴起的一种销售方式,但它是一种被认为增长最快的销售方式。据美国独立保险协会预测:未来 10 年内商业保险交易的 31% 和个人险种的 37% 将通过直销的方式进行。从国内运营直销的招商信诺、中美大都会、太平人寿、海尔纽约、海康人寿等同业公司来看,保险直销都取得了较好的业绩,并处于良好的发展态势。直销是由保险公司直接开展保险业务,直销渠道的成员是公司的员工,隶属于公司,所以对于保险公司而言,直销可以控制当地的分支机构,要求业务经理服从公司的各项政策,公司可以管理代理人的选用、培训和雇佣,还可直接与保户沟通,通过当地分支机构树立公司的品牌形象。简而言之,公司可以对直销渠道的控制力很强。对于分支机构的销售人员与经理来说,他们不用承担业务过程中的成本费用,可通过提高业绩来增加个人收入,但是由于他们是公司的雇员,不如代理人自由,而且没有代理人熟悉当地的市场情况,相对而言不容易开展保险业务。同时,对保险公司来说,直销的成本比较高,尤其是当公司拓展业务时表现更为明显。因此,就我国目前的健康保险市场来说,公司直销主要作为团险营销的渠道。

(3)其他销售渠道。在传统营销模式和渠道业绩欠佳的背景下,我国健康保险市场在其他销售渠道的开发上也取得了一定的成绩。特别是在借鉴国际经验并结合国内特征基础上发展起来的交叉销售渠道在近年取得了一定的发展。交叉销售模式是指公司或企业通过对其现有客户需求的分析,发现其他方面的产品需求,从而向其推荐相关系列产品的一种销售行为。通过向现有的客户进行交叉销售,既能提高客户的忠诚度与客户潜在价值,又可有效地降低销售成本,从而获得利润的稳定增长,并全面带动了企业业务规模的进一步提升。开展交叉销售的保险公司采取的模式也各具特点,以交叉销售业务开展较早、业务量较大的中国人保、中国人寿、中国平安为例:中国人保和中国人寿采取不改变子公司业务管理方式的模式,即在集团公司统一领导下,总对总签订相互代理合同,省对省负责具体组织实施,建立互动渠道和考核机制,实现综合性金融产品的销售。中国平安则采用资源整合模式,强化财产保险、人寿保险、健康保险和养老保险等子公司专业化管理,逐步剥离交叉销售业务,建立集团共享的后援服务中心、电子商务中心和客户关系管理系统,为各子公司的资源利用提供数据支持和技术保障。

　　同时,随着互联网技术的普及,网络营销也为一些年轻人所接受。当前,国内通过网络销售的人身保险产品主要集中于一些短期意外、健康、年金等保险。网络营销的产品共同特点是,保险责任简单,保险期间断(通常不超过 1 年),无须复杂的核保,通过锁定本人投保等方式简化了投保人、被保险人签名的手续。这些产品大都通过保险公司自己的官方网站进行销售。但最近也有些保险公司联手第三方合作平台提升网络销售能力,借助第三方网络平台对更多类型、相对复杂的保险商品进行网络化改造,为保险产品的网购客户提供更加广阔的选择空间。例如,中国人保健康在公司的电子商务平台上推出"天使 e 护——少儿重大疾病保障计划""健康 e 生——短期重大疾病保障计划"等健康保障产品。

　　由此可见,我国商业健康保险在发展中虽然也在积极尝试新的营销模式和渠道,但整体来看还是以传统的营销渠道为主,一些弊端也不断显现,需要继续改进和创新。

　　3. 风险控制

　　目前,控制外部风险的措施分为事前风险控制及事后风险控制两类。事前风险控制主要包括针对普通保额被保人的传统事前审核及针对高额保单被保人健康甄别的"盲查"方法,如格式合同定向提问、业务人员口头询问、合同出单后电话回访、事前核保体检、医疗费用单的获取、同行咨询等,来控制投保者的逆选择和道德风险。事后风险控制措施主要包括医疗费用单的审核。此外,商业健康保险公司会定期整理经公司审核认定的医疗机构"黑、灰名单",比如在医疗审核中发现部分医院存在协助患者挂床等行为,从而定期调整经认可的医疗机构。然而这些传统的风险控制措施力度相对较弱,就效果看,商业健康保险公司的风险甄别及防控能力较低。在控制内部风险方面,由于发展历史较短,商业健康保险公司较多采用定性控制,少量结合定量控制的方法,例如以住院医疗保险为主,较少涉及门诊医疗保险;较多采用一年期险种、津贴型险种,较少或几乎不涉及长期或终身险种、费用型险种;大多参照社会基本医疗保险报销范围来控制赔付风险。但是为推动商业健康保险的整体发展,必须在现有基础上尽量采用定量控制的方法。

　　造成目前我国健康保险业风险控制能力较弱的原因是多方面的,但从健康保险产业链的角度来说,以下两方面是我们关注的重点。一是缺乏事中风险管理机制。目前国内的医疗服务体系中,公立医院占据绝对优势,商业健康保险公司各类医疗资源匮乏,处于谈判弱势地位,未能与医疗卫生机构建立长期有效的"风险共担、利益共享"的合作模式,因此无法开展系统对接、信息共享等工作。同时,医疗服务市场信息不对称现象普遍存在,主要包括公立医院由于补偿机制不到位而提供过度医疗,患者本身可能会因为购买保险而倾向于过度医疗,等等。因此,商业健康保险公司既无法实施事中风险控制措施,传统的事前或事后风险管理措施又无法解决信息不对称所导致的道德风险,因此无法对风险进行有效管理。二是专业化经营水平较低。目前健康险市场处于混业经营状态,部分寿险、财产险公司亦可经营健康险,出于降低后台管理成本、共享客户与销售资源角度考虑,存在前线的销售管理和后台的精算定价、核保核赔、客户服务,与寿险、财产险产品一同运作,共享同一信息技术平台的现象,造成的结果便是经营健康险的公司专业化程度不够,提供的产品服务雷同,风险管理能力弱,缺乏核心竞争力。目前,国内健康保险公司专业化程度较低,主要表现在医疗保险费率厘定水平较低、风险管理和精算技术不高、医疗保险专业人才包括精算人才匮乏、基础及经验数据薄弱、医疗资源网络未构建及健康管理服务缺少等方面。正是这些问题,导致商业健康保险公司既无法采取较好的措施来避免定价风险的发生,又无法防控其他内部经营及管理风险,从而导致整体赔付风险的上升。

因此,要提高我国健康保险公司的风险管控能力,坚持公司的专业化经营、加强与医疗机构的深度合作是关键环节,而这些通过健康保险产业链的构建均能得到有效缓解。

(二)与相关行业已有一定的合作,但深度和广度仍需加强

健康保险产业链的构建除了核心企业自身实力的提升之外,合作伙伴,即相关行业的选取和协作也是至关重要的。尤其是作为以人的健康为标的的健康保险,由于其产品开发、风险控制等方面的特殊性,要想获得长足的发展,与健康相关产业的联合是非常重要的。我国的健康保险公司也已认识到这一点,并就此做了一些工作和努力。

1. 与健康管理行业的合作

健康管理的思路和实践最初出现在美国,而最先广泛应用健康管理服务的是保险行业。保险公司对客户依据健康状况进行分类,那些最有可能成为高血压、糖尿病等疾病的人群被分别交给不同专业的健康或疾病管理中心,由他们采用健康管理与评价等手段指导病人自我保健,并对其进行日常后续管理,以促进健康、降低医疗费用。无论是从广义还是狭义上,健康管理与健康保险的关系都是异常紧密的,健康管理对于健康保险发展的重要性也是毋庸置疑的。在国外,在谈到健康保险与健康管理之间的关系时,通常是针对专业健康保险公司对医疗费用支出的控制方面。主要有两个方面:首先,保险公司对医疗网络或医疗服务提供者的管理(如诊疗服务和用药审核、特定诊疗服务的预授权制度、医疗机构绩效考评等),审核不合理的费用支出,通过利益共享机制来管理医疗服务提供者的行为;其次,保险公司通过健康管理来改善被保险人群的健康状况,从而降低医疗费用支出。本文提到所谓的健康保险和健康管理相结合,主要指的是后者。

从目前中国市场的现状来看,保险公司开展的健康管理服务主要可分为两大类:一类是由保险公司自行提供健康管理服务;另一类是借助第三方健康管理服务机构的力量提供健康管理服务。

(1)保险公司自行提供的健康管理服务项目和服务计划。

我国目前健康保险公司已经开展的健康管理项目涉及了健康指导和诊疗干预等各个环节,依托合作医院、专家医师队伍、咨询信息库、热线电话、网站、电子邮件、信函和专题讲座等,提供健康咨询、健康维护、就诊服务和诊疗保障等多种服务。如,中国人保健康推出了"诊疗绿色通道、慢性病管理、家庭医生、异地转诊"为核心的4大类12个服务项目,并推出专门改善理赔客户健康状况、引导合理就医等方面的服务,减少和控制不合理医疗费用。平安健康为客户提供健康体检、口腔保健、健康医疗咨询、协助门诊预约、协助住院安排、住院探视、海外第二诊疗意见、紧急救援等多项健康管理服务。

同时,保险机构根据细分后各自目标市场的特点,以及各健康管理服务项目的核心技术、管理手段和服务成本,以重点服务项目为核心,以服务项目组合的形式向市场推出了多套健康管理计划。如以健康评估服务项目为核心,提供日常健康维护和专业健康关怀的健康维护服务计划;以慢性病管理服务项目为核心,提供特定疾病生活指导与改善管理的慢性病诊疗监控和改善服务计划;以家庭医生服务项目为核心,提供全程便利的健康管理私人服务计划;以健康咨询热线服务项目为核心,提供健康保健知识与合理诊疗指导的专业咨询指导服务计划。如中国人保秉承"全程健康管理服务"的宗旨,将孤立的服务项目组成连续性的服务流程,为不同的个人和团体客户准备了全套的健康管理服务计划。如为企事业团体中的员工设计了"健康维护计划",为团体中有慢性病的员工设计了"慢性病诊疗监控和改善计划",为团体高管人员设计了"全程健康管理计划"。

(2)保险公司借助第三方健康管理机构的力量提供健康管理服务。

目前,我国健康保险公司借助第三方健康管理机构提供健康管理服务主要通过以下三种方式实现:第一,保险公司引进健康管理技术,自行提供服务。在该模式中,健康管理机构提供核心技术,管理手段和管理内容由双方共同协商决定,直接面对客户的服务由保险公司自行提供。通常将健康管理作为长期战略投资的保险机构会采用这种方式。例如,中国人保健康探索与社区卫生服务中心合作,为客户提供健康管理服务。这种方式的主要优点是对服务品质的控制较好;短期成本投入较少;能通过整合不同的健康管理机构,让客户享受统一的服务。主要缺点是对市场变化的反应较慢,增加新的服务项目需要较长时间,长期开展需要较大的人力和技术的投入。第二,服务完全外包模式。该模式完全由健康管理机构提供服务,保险公司采用整体购买的方式。该模式通常被自身服务和管理能力所限,同时需要近期占领市场,为客户提供健康管理服务的保险公司采用。这种方式的优点有:服务提供者专业、经验丰富;对市场需求的变化反应较快,当对服务效果不满意时,方便更换服务项目或服务提供商。主要缺点有:保险公司对服务品质的控制较弱,提供的服务受市场供给的限制;服务体系灵活性差,不易根据保险客户的要求更改;实际提供管理的机构无法正确理解保险机构的意图等。第三,保险公司和健康管理机构双方合作建立独立的机构,由该机构提供健康管理服务。投入由双方分担,机构的利润和风险也由双方共同分享和承担。此模式保险公司初期投入较大、运转周期长、不确定因素较多、风险较大,目前尚处于探索阶段。

虽然我国的健康保险公司已普遍认识到健康管理对健康保险业发展的重要作用,也进行了一些探索和努力,但目前尚处于起步阶段,还面临着一系列的问题和困难。一是医疗服务行业的竞争不足。长期以来我国的医疗机构布局和资源配置的状况都使医疗机构间难以形成有效的竞争,使得保险公司难以介入医疗机构特别是三级医疗机构的行为,对健康管理服务的广泛开展有着不小的障碍。二是信息平台尚不完善。信息系统平台是获取充分信息的重要途径之一。健康管理服务的提供需要拥有充分的信息。目前,相关信息如客户的健康信息、医疗机构的诊疗信息等不对称、不完整的现象普遍存在;健康、诊疗信息资源共享程度和分析处理能力有待提高。三是当前我国保险公司普遍认识到健康管理对健康保险发展的重要作用,但缺乏长远的健康管理发展规划,在健康管理服务体系中的投入不足,所提供的健康管理服务技术含量有限,市场反应一般。

2. 医保合作

保险公司与医疗机构的合作对健康保险持续稳健运行十分重要。当前,我国健康保险经营发展中的医保合作主要有以下两种模式:

(1)委托—代理模式。即采取"一对一"或"一对多"的方式,由单一的委托方(保险公司)与一家或多家代理方(医院),通过签订委托代理协议的方式,建立受托与委托、服务与被服务的关系。具体做法:保险公司根据其业务发展需求,在其业务范围所在地选择一家或数家有一定影响力的综合性或专科医院(通常为二甲以上医院),作为客户的定点医疗服务提供机构,保险公司通过与其签订协议,约定只有定点医院才是客户就医的服务点,定点医院应该在有效控制费用支出及实名制就诊的前提下,为客户提供优质高效的服务。当合同约定的风险事故发生后,保险公司在进行核保、理赔调查时,定点医院还应该为其提供必要的服务和便利。

(2)协议合作模式。该模式最大的特点在于,保险公司不再像在委托代理模式中那样单兵作战,而是采取组团的方式联合出击,即由地方保险行业协会牵头,组织一家或多家保险公司统一与处于强势地位的医疗服务机构签署合作协议,通过有效合作达到"利益共享、风险共担"的目的。协议内容主要包括以下几项:第一,通过实名制方式从根本上杜绝冒名就诊患者;第二,通过严格就诊程序、规范诊疗秩序等手段,控制患者医疗服务费用;第三,积极提高诊断率与治愈率。同时还通过市场化手段,在互助合作的基础上建立并完善约束与激励机制和考核评价机制,促使医疗服务机构控制费用支出、提高工作效率、优化服务质量,以便双方真正建立风险共担的合作关系。

无论是委托—代理模式,还是协议合作模式,二者所面临的合作对象都是处于强势地位的医疗服务机构。所不同的是,在委托—代理模式下,是每家保险公司单独与不同的医疗机构签署委托代理协议,而协议合作模式则是由多家保险公司采取抱团的方式与医疗机构签署合作协议。很显然,后者在与医疗服务机构谈判过程中要比前者更具主动权,但从本质上而言,二者其实没有多大的区别。它们最终所实行的都是"被保险人看病、医院治病收钱、保险公司埋单"的医疗模式。在这种模式下,医疗服务机构和保险服务实际上是两个独立的过程,保险公司仅参与保险服务,不介入医疗服务;而医院则只提供医疗服务,不介入保险服务。在这样两个完全独立的过程中,保险公司对医疗费用的控制力往往因为风险管控能力的薄弱、信息的不对称、沟通联络的不顺畅或是医保双方利益纽带的不牢固而显得非常有限,很难达到"利益共享、风险共担"的目的。因此,在目前主要的医保合作模式下,医疗费用的支出风险、医方和被保险人的道德风险均难以得到有效的遏制。

3. 参与国家经办业务

我国新医改的一项重要举措就是鼓励和支持商业保险参与基本医疗保障经办管理服务,提出在确保基金安全和有效监管的前提下,积极提倡以政府购买医疗保障服务的方式,探索委托具有资质的商业保险机构经办各类医疗保障管理服务。保险业也积极响应号召,在参与社会医疗保障经办业务上做了一些工作。目前,商业保险参与社会医疗保障的经办方式主要是委托管理和风险保障两种模式。

(1)委托管理型。

委托管理型是指政府制定医疗保障的筹资和补偿方案,并完全承担盈亏风险;保险机构受政府委托,提供参保人就医和补偿过程中的服务和管理工作,收取一定的管理费,不承担盈亏风险的方式。2011年,我国保险业以委托管理模式开展了新农合、城镇职工补充医疗等健康保障委托管理业务。该模式的典型代表是江阴模式。该模式的主要特点是政府主导与市场机制相结合,建立科学的新农合管理制度。"江阴模式"建立了政府主导下的"正、管、监"相分离的新农合管理制度,当地政府负责新农合制度整体设计和基金征缴,卫生部门根据保险公司提供的监测数据监管医疗机构的诊疗行为,财政部门负责基金监督,审计部门对基金使用情况进行审计。保险公司负责具体经办管理服务,包括医疗费用结报、就医引导、监控诊疗行为、确保基金合理使用以及为政府提供医保管理方案建议等。

　　这种模式的优势主要有:第一,能降低成本,规范运行。据测算,江阴新农合的运行成本和相仿地区的平均水平相比,至少低 30%—40%。第二,真正惠及农民群众。专业的经办管理服务在保证新农合基金不出现亏损的基础上,每年基金使用比例都在 90% 以上,住院医疗费用补偿比例从最初的不到 20% 逐年提高到目前的 79%,大幅高于同类地区。第三,促进了商业保险参与多层次医疗保障体系建设。通过与社会保险的全面对接,商业保险积累了丰富的医保管理经验,为发展健康保险、满足群众不同层次的医疗保障需求打下坚实基础。但这种模式也存在着明显的弊端:首先,由于保险机构的经办管理费用需要政府财政另行支付,增加了地方政府的财政负担。其次,由于保险机构不承担基金盈亏,没有经营风险,也就没有压力,缺乏控制医疗风险的内在动力。最后,由于受托管理的新农合基金不计入保费收入,保险机构缺乏参与的积极性,缺乏主动创新管理方式和增强管理力度的内在动力。

　　(2)风险保障型。

　　风险保障型是指保险机构独自承担盈亏风险,或与政府按一定比例共同承担盈亏风险,并按照约定共同管理参保人就医和补偿过程中的服务和管理工作的一种方式。在我国以中国人保健康的“湛江模式”“太仓模式”和“平谷模式”为典型代表。2009 年 1 月广东省湛江市实现新农合和城镇居民医疗保险并轨运行,商业保险公司参与了湛江城镇和农村社会医疗保障体系建设,具体项目包括城乡居民基本医疗大额补助保险、城镇职工大病救助保险、公务员补充医疗保险等。该市在基金管理模式上,从社会医疗保险基金中切除一部分,以保费的形式支付给管理承包方。实际上,这是一种再保险的业务模式,即社会医疗保险管理部门作为原保险者,就其参保者一部分医药费用的支付,向商业健康保险进行再投保,这是湛江模式的真正创新点。但根据世界银行专家的报告,由于存在着一系列经济的、社会的或操作上的不利因素,商业健康保险公司均很难将参与社会再保险作为一种可持续性的商业模式,因此该模式的发展趋势如何还有待观察。“太仓模式”是中国人保通过承办大病保险参与江苏太仓多层次医疗保障体系建设的实践探索。凭借其“建立大病保险,购买专业医保经办服务项目”的方案,中国人保于 2011 年 7 月以较大优势成功中标太仓市社保大病保险项目,并于同年 7 月 27 日签约承保,覆盖人群 51.76 万。“平谷模式”即共保联办型,是中国人保健康与北京平谷新农合项目。“共保联办”的基本内容有:以《平谷区 2011 年新型农村合作医疗统筹补偿实施方案》为基础,在确保参合人员保障水平不降低的前提下,区政府将 2011 年筹资总额的 50% 为全区参合人员向中国人保健康进行集体投保,双方各自按照 50% 的保障责任为参合人员进行补偿。补偿方式仍然按照原来运行方式执行,即全部补偿费用由区合管中心向定点医疗机构和镇乡经办机构以参合人员拨付补偿款,确保参合人员报销便利。

　　这种模式相较委托管理型更能充分调动政府主管部门的合作积极性，发挥保险机构专业管理优势，有利于医保基金运行安全和提高效率。首先，可以发挥保险机构经济补偿的社会功能。保险主要有经济补充、资金融通、社会管理等三种功能，其中，经济补偿是保险行业区别于其他行业最核心的功能，也是其他行业难以替代的一个方面。以风险保障方式经办社会医疗保险是保险公司发挥经济补偿功能的充分体现，对政府在基金的有效管理、稳定运作方面起到了有力的支撑作用。其次，可以充分调动保险公司的积极性。政府与保险公司共同承担保险责任，在发挥政府行政管理职能的前提下，保险公司在相应的保险责任内自负盈亏，充分激发保险公司在控制风险、服务管理等方面的积极性，避免其他经办模式的弊端，从制度上实现双方优势互补。引入市场机制运作可以更好地实现管办分离，使服务效率、基金使用效率得到很大提高。

（三）信息系统平台尚未建立

　　信息系统平台是获取充分信息的重要途径之一。无论是健康保险的供需双方的相互选择，还是医疗服务供需双方的相互选择都必须拥有充分信息才能做出理性的选择。但是，信息不对称不仅广泛存在于医疗服务和健康保险的供需双方之间，还存在于保险公司和医疗服务提供者之间。但是，当前医疗信息资源尚未整合，保险公司和医疗机构间尚未实现信息联网，保险公司的数据收集和处理能力不足，网络信息平台建设尚存在一定的制度和技术性障碍。

第六章
中国健康保险产业链构建的设想和建议

引　言

正如前面所述,商业健康保险的发展是深化医疗体制改革的重要组成部分,国外发达国家的经验也告诉我们,一个完善的国家医疗保障体系必然有商业健康保险的高度发展。我国由于受到经济社会文化等多方影响,商业健康保险的发展尚处于初级阶段,且在发展中面临着瓶颈和挑战。随着我国全民医保的初步实现,加快发展商业健康保险已经成为当务之急。上至国家政府,下至商业机构都已深刻认识到发展商业健康保险对进一步深化医疗体制改革的重要作用。因此,我们从理论指导出发,结合国际经验,综合我国实情,探讨和提出了适合我国国情的商业健康保险产业链构建的设想和建议。本章主要从政策层面、产业链核心企业的打造以及产业链合作伙伴的选取和打造等方面进行了阐述。

一、政策层面

(一)完善法律法规,为商业健康保险专业化经营创造良好制度氛围

一个生机勃勃的健康险市场的维系在很大程度上靠的是一国的法律制度框架。首先,消费者在进行索赔时,如果欺骗非常容易,那么保险对于大部分人而言将会变得十分昂贵,甚至会造成保险体系崩溃。其次,如果国家没有制定相应的法律制度来限制保险公司的各种行为,司法机关也没有法律依据来惩罚保险公司,当保险人违反合同而消费者不能诉诸法律时,那么对消费者而言,合同的价值将会减

少,也会妨碍他们花更多的钱购买健康险产品。最后,财产保护和合同履行的缺乏会妨碍保险人进行有效投资及控制健康险价格的能力。

(二)加强商业健康保险的市场监管

制定和完善健康保险市场准入制度。尽快对商业健康保险实行业务专属经营和单独监管,规范市场主体的经营行为。在中国保监会内部及下属的各派出机构内部设立专门的健康保险监管部门,负责制定和监督实施与健康保险发展相适应的准则和规范,进一步加强对各经营主体的监管,提升其专业化水平。建立一套科学规范的商业健康保险评价体系,完善准入及退出机制,规避基金风险。对健康保险实施单独监管,需要坚持"理念先行"的原则,立足我国实际,积极学习借鉴国际先进经验,进一步深化对健康保险经营特点和经营规律的认识,进一步深化对健康保险社会管理功能的认识,进一步深化对新医改方案政策精神的认识。转变沿用寿险的方式和方法指导健康保险发展的思维,以健康保险的专业化经营要求为指导,树立专业化的监管理念。站在服务我国多层次医疗保障体系建设的高度,加强顶层设计,将健康保险作为与产险、寿险并列的第三领域进行培育,科学谋划和加快推动我国健康保险发展,更好地履行保险业在我国深化医药卫生体制改革、构建社会主义和谐社会进程中的责任和使命。首先,要建立专业化的监管组织体系。在中国保监会内部及下属的各派出机构内部设立专门的健康保险监管部门,负责制定和监督实施与健康保险发展相适应的准则和规范,进一步加强对各经营主体的指导和监督,提升健康保险经营的专业化水平。同时,加强与相关政府部门的沟通协调,为健康保险的发展争取更加有力的政策支持。其次,完善专业化的监管制度框架。制定和完善健康保险的市场准入制度,提高经营门槛,规范准入程序,鼓励和吸纳更多的社会资本兴办专业健康保险公司。细化经营标准,制定统一疾病发生率表和损失率表,完善健康保险的统计精算制度,提高产品定价和风险控制的科学化水平。充分考虑政府委托业务的经营特点,制定单独的政府委托业务偿付能力监管制度,采取逐单计提准备金的方式,提高偿付能力监管的针对性和有效性。

(三)加大健康保险业务税收政策支持力度

税收政策是政府支持商业健康保险最主要的方法。目前我国经营健康保险业务的保险公司中,寿险公司免征企业所得税,而专业健康保险公司不免征。这在一定程度上抑制了专业健康保险公司的发展。因此,应适度降低商业健康保险公司的税率。针对当前商业健康保险营业税税基过大的问题,建议参考国际惯例优化税基。同时,政府和监管部门需要从政策及税收方面鼓励并支持保险公司在健康保险领域引进国外先进的保险理念,进行产品和技术创新,充分发挥保险公司在健康保险领域的产品和技术创新的积极性与主动性。甄选出一些填补社保空白的新推险种。另一方面,给予购买商业健康保险的个人和企业团体税收优惠。对于购买健康保险的个人,允许一定数额的健康险保费从个人税前工资中扣除;给予购买医疗补充保险的团体单位更高的税收优惠政策以及财政补贴,雇主为雇员交纳的保险费应在业务费用税前列支。

(四)鼓励发展专业性健康保险公司

专业性健康保险公司应该成为未来保险市场主要的健康保险服务商,通过大力发展专业性的健康保险公司,增加健康保险的供应主体,解决健康保险供求失衡问题,并推进健康保险业务的专业化水平,提高我国健康保险的竞争力。随着外资健康保险公司不断进入我国健康保险市场,竞争也将日益激烈,为了更好地迎接挑战,增强我国民族保险业的竞争力,大力发展专业性健康保险公司必不可少,既包括增加健康保险公司的数量,也需要进一步提高已有的几家健康保险公司的服务水平,比如人保健康、昆仑健康等需要进一步完善自己的服务体系,加大新产品开发的力度,健全服务网络建设,以更好地应对挑战,发展壮大自己。

(五)建立保险医学制度

建立保险医学制度,促进健康保险法制的发展。中国医师协会健康管理与健康保险专业委员会总干事胡波教授认为,目前阻碍健康险在中国快速发展的主要原因是保险医学制度的缺失。具体表现在保险与医疗横向合作不充分,保险医师及其专业培训、职业资格评审、晋升机制缺位,健康保险知识落伍,等等。在国外,保险与医学的结合已经有 200 多年的历史。重大疾病保险的创意最早来自医生,而健康管理的理论和实务最先来自保险公司。因此,发展健康保险,必须通过政策导向(逐步再过渡到立法规范)来加强保险医学制度的发展和完善。

(六)鼓励商业健康保险营运模式的创新

鼓励商业健康保险营运模式的创新,一方面,鼓励保险公司探索支付模式,介入医疗过程,降低运营成本。可以通过与医疗机构签订选择性服务合同,建立影响医院医疗行为和医药费用的深层次合作机制,逐步形成与医保定点医院相一致的合作医疗网络体系;通过市场机制协调保险公司和医疗机构的相互利益,达到保险公司与医疗机构最大限度的利益一致化,控制不合理的医药费用支出;探索保险公司与签约定点医院直接结算医疗费用的方式,方便客户,同时也减轻保险公司理赔的压力和费用,降低运营成本。另一方面,鼓励保险公司探索健康管理服务,引入健康保障和健康管理并重的模式,提高服务水平。可以通过保险公司事前、事中、事后的健康管理服务,提升保险公司作为商业健康险提供商的专业化形象,使客户切实感受到保险公司高品质的服务理念,更好地留住客户、服务客户;同时,使保险公司更好地控制风险,降低赔付率,实现客户与保险公司的双赢。

二、核心企业的打造

健康保险产业链中核心企业的打造是基础性的一环,核心企业的实力和号召力直接影响着整个产业链的运作效率。而在健康保险产业链中,核心企业无疑是各大商业保险公司或者是商业保险公司联盟,就我国目前的商业健康保险发展水平来说,核心企业可以说尚是其中的软肋。不论是从健康保险行业本身的经营实力,还是社会对健康保险公司的认同度都处于相对劣势。因此,要实现健康保险产业链的成功构建并良性运作,增强商业保险公司的经营实力和增加客户满意度是重中之重。而要实现上述目标,增强健康保险公司的专业化经营水平是基础也是重要手段。因此,在健康保险产业链的构建中,商业保险公司要紧紧抓住目前的政策有利局面,提高自身的专业化经营水平。

(一)树立专业化的经营理念

发展我国的商业健康保险,就必须树立专业化经营的理念,走专业化发展道路。专业化不只在于形式。一方面要引进专业经营主体,完善健康保险市场,提供更加广泛的健康产品和服务;另一方面还要不断完善相关专业法规和管理办法,推进健康保险的专业化进程。只有建立专业化的管理队伍、信息系统、核算体系、精算技术和销售网络,才能真正实现专业化的经营管理,提高我国健康保险的盈利能力,增强其核心竞争力。

专业化经营理念是健康保险专业化经营非常重要的内容。首先,要认识到健康保险与寿险、财产险有很大区别,精算基础的数据分布不同,定价方法不同,风险管控不同,必须专业化经营;其次,经营健康保险不是要控制住所有的风险,而是要知道哪些风险是可以控制的和怎样去控制,哪些是不可能控制的和怎样去回避;第三,保险要做大、做强、做优,而健康保险则以优为先,在优的基础上做强、做大,不能盲目要规模,我们需要的规模一定是有效益的规模,否则,必然是"规模越大,亏损越多";第四,由于健康险中道德风险和逆选择的大量存在,不是客户需要什么保障,我们就提供什么,对于该保障的要给予最充分的保障,该控制的要坚决控制。

专业化经营理念的一个重要内容是要让专业性健康保险公司成为未来保险市场主要的健康保险服务商,通过大力发展专业性的健康保险公司,增加健康保险的供应主体,解决健康保险供求失衡问题,并推进健康保险业务的专业化水平,提高我国健康保险的竞争力。

从国民健康保障需求和国际经验来看,健康保险不仅要为民众提供传统意义的健康保障服务,还要进一步延伸和扩展服务范围,对客户实施有效的健康管理服务。通过健康保障与健康管理的有机结合,实现对健康风险的有效识别、评估和控制,从而在提高人民群众健康水平的同时,提升市场主体的经营稳定性,更好地体现健康保险的专业价值和社会价值。

(二)建立专业化产品体系

在充分研究客户需求,深入把握疾病风险的基础上,加大健康保险产品开发的创新力度,改造和升级传统的医疗、疾病保险产品,积极开发护理险和失能收入损失保险产品;在健康保险产品中融入健康管理元素,开发不同层次、个性化的健康保险与健康管理服务相结合的综合保障计划,满足不同客户群体的多元化保障需求,逐步建立保障突出、专业特色鲜明的专业化产品体系。

1. 细分目标客户,提高产品的针对性

在全民医保大环境下,如何吸引客户参加商业健康保险的关键在于发掘目标客户的潜在需求,并为之设计个性化的保障产品。保险公司应当在被保险人收入差异、性别、年龄、地区、身体健康状况以及社会保障政策等因素分析的基础上对健康保险市场进行有效细分,针对性地调整产品结构,从而满足消费者的差异性需求。比如,丰富高端医疗保健产品。据汇丰人寿一项面向流动资产50万元及以上人士的调查显示,中国富裕人群对医疗保障额度的需求约为家庭年收入的4倍,为此他们愿意支付的保费预算为家庭年收入的9%。中国富裕人士需要更全面的保障,更专业化、特色化的医疗服务,比如安排国内知名专家医生的手术和治疗、提供国内知名医院的病房安排及海外知名医院入院治疗安排的医疗保障计划、健康体检等。而这些商业健康保险都是可以通过自己的服务体系加以实现的,当然,很好地开发种类产品,商业保险公司要积极深入地开展健康管理、医保合作等产业链的价值和功能。同时,随着经济的高速发展和企业规模的不断扩大,越来越多的企业特别是人才流动较大的IT行业和金融行业的企业,已看到将商业健康保险作为人才激励手段的重要性,因此,商业保险公司可以针对这些企业客户加强特定团体健康险的设计和开发。

在短期个人健康保险方面,应允许保险公司在销售产品时在基准费率基础上,在费率浮动范围内,根据投保人实际情况合理确定保险费率。在短期团体健康保险方面,应允许保险公司根据投保团体的具体情况,对保险金额、除外责任等产品进行参数调整,从而调整产品条款和费率。

2.适应市场需求，丰富产品保障责任

当前我国商业健康保险市场的健康保险产品主要为疾病保险、医疗保险、失能收入损失保险和护理保险四大类，就目前而言，发展优势主要集中在重疾险方面。虽然短期来看，重疾险能给健康保险公司带来一定利润，是占领健康保险市场的重要手段。但随着我国医疗卫生体制改革的不断推进，我们应该看到社会对商业医疗保险的需求必将大幅增加。在产品结构上，可以从以下几个方面进行调整。第一，增加长期护理保险产品的供给。第二，加大重大疾病保险和女性生育险的供给。国家统计局数据显示，恶性肿瘤、心脏病和脑血管病已成为居民死亡率最高的三种疾病，女性孕育险、母婴安康险等险种也得到越来越多的关注，但医疗服务费用却高速增长，人们需要重大疾病保险和生育保险为家庭提供保障。第三，推进理财型健康险产品的发展。随着人们储蓄存款的增加，居民更加注重资产的保值增值能力。各大保险公司在健康险种上也应当大胆创新，推出一系列理财型健康险产品，并进行有效市场细分。

开发适合群众需要的健康保险产品与否，关系到保险公司能否在健康保险体系中发挥其应有的作用及发挥作用的程度，关系到保险公司能否有效地填补基本医疗保险建立后所留下的商业空间。有条件的公司，要积极探讨长期护理险、失能收入损失保险、全球医疗保险等险种的开发，形成完整的由疾病保险、医疗保险、失能收入保险和护理保险构成的健康保险产品体系。

在医疗保险产品的具体开发上也可以做相应调整。具体的保障责任可以涵盖：社会医疗保险的个人自负部分、社会统筹医疗保险不保的特殊药品和服务诊疗项目、医疗服务设施和非制定医疗机构、社保不能提供的收入补贴型保险产品等。虽然目前已有一些相关的产品，但由于受到产品本身设计的缺陷、市场认同度不高以及医疗资源缺乏等因素影响，目前的市场占有率仍然十分有限。因此，我们有必要在建设健康保险产业链的基础上，加强产业链间各元素的融合，积极开发这类新产品，并使之得到市场的认同。同时，随着老龄化的不断加剧，长期护理险的重要性将会在今后充分显现出来，因此，长期护理险应该成为今后健康保险公司开发产品的重点之一。

费用补偿性的保险产品是连接社会医疗保险与商业健康保险的纽带，市场潜力巨大，需求旺盛。保险公司在设计费用补偿型产品时，应区分被保险人是否拥有公费医疗、社会医疗保险的不同情况，在保险条款、费率以及赔付金额等方面予以区别对待。同时，在销售中不得诱导消费者重复购买保障功能相同或者类似的费用补偿型产品。保险公司对费用补偿型个人医疗保险的投保人应进行回访、防止投保人被销售人员误导。这样，不仅能促使该类产品的生产和销售，满足广大消费者的基本需求，同时也有利于完善我国的医疗保障体系。

(三)增强风险控制能力

商业健康保险风险分为外部风险及内部风险两类:外部风险包括疾病谱风险、逆选择、道德风险;内部风险主要为经营风险,尤其是定价风险。目前,控制外部风险的措施分为事前风险控制及事后风险控制两类。在控制内部风险方面,由于发展历史较短,商业健康保险公司较多采用定性控制,少量结合定量控制的方法。虽然商业健康保险采取的风险控制措施较多,但是效果不佳,简单看来是因为采取的措施多为被动的、定性的,无法很好地解决由于信息不对称、第三方付费制度等原因导致的赔付风险,而根本原因则是行业内部道德风险管理意识缺乏、行业呈现恶性竞争、事中风险管理机制缺乏及公司专业化水平较低。因此,要增强商业保险公司的综合竞争能力,加快构建合理的健康保险产业链,建立有效的风险防控能力是重要的条件。

1.要重视产品开发过程中的风险控制

产品开发是商业健康保险经营环节的第一步,因此,能否行之有效地实施健康保险产品开发策略,开发出科学且有竞争力的健康保险产品,将成为决定竞争胜负的重要砝码。如何在这一环节防范经营风险,不仅关系到保险公司其他各环节业务的顺利进行,而且直接决定了保险公司能否赚取利润。

首先要根据公司实际情况制定新产品开发策略。如在经营和发展初期,可先开发一些功能单一、便于管理的医疗险种。定额给付型产品要比费用补偿型产品管理控制成本低、操作难度小,更适合作为其他形式的健康保险的补充,保险公司应当首先开发、推广重大病种的定额给付型健康保险,暂缓开发费用补偿型的医疗保险产品。此外,由于门诊的利用率和平均费用难以准确估计,赔付成本无法控制,而住院医疗保险由于医疗费用数额大、发生率低、医疗方案相对较易于监控,因而保险公司应当优先开发住院医疗产品,谨慎开发包含门诊医疗的综合医疗保险产品,以防范经营风险。到经营和发展中期,由于健康保险经营风险防范工作的经验积累有一个过程,所以在此阶段商业保险公司的产品开发还是应本着先易后难的原则。逐年续保的产品要比长期型或终身型产品对保险公司而言承担的经营风险小,对于试验性险种,保险公司可先设计逐年承保条件,掌握一定经验数据后再附加保证续保条款改造成长期险种。而到经营后期,可以开发一些综合性医疗险种。保险公司如能与医疗机构合作无间,如购买或参股医疗机构,便能开发门诊医疗保险产品,或直接提供管理式门诊医疗服务,以及为投保单位或被保险人提供门诊医疗保险金的第三方管理等。只有这样,才能保证健康保险业务的健康经营。

其次,要通过条款的科学设计来增加风险控制能力。通过条款设计增加医疗费用分担机制是控制医疗费用并防范健康保险经营风险的首要策略,因为当被保险人分担了部分医疗费用以后,可以增强其费用意识,有利于最终降低医疗费用。所以几乎所有的医疗保险合同中都广泛采用费用分担条款来进行风险控制,常用的方法包括设置免赔额、自付比例和给付限额等。此外,在医疗保险条款设计时保险人还采用设置等待期,规定除外责任和各种限制条件,如服务项目限额和总额限制等。

　　除此以外,精算风险防范也是重要的内容。近年来,健康保险领域的理论研究,特别是有关精算方法的研究越来越受到人们的重视,因为在保险业务经营管理过程中,健康保险精算方法是进行商业健康保险产品开发的重要依据,精算方法作为决策依据和管理手段,是关系商业健康保险经营成败的关键。健康保险精算是一个非常专业的工作领域,需要具有丰富实践经验的健康保险精算师,保险公司也需要建立详尽的健康保险精算数据库。但是,现阶段,我国健康保险精算人才较为匮乏,健康保险精算体系尚不健全,相关基础数据亟待建立,这些问题都给健康保险产品的经营带来潜在的经营风险。而且目前我国的商业健康保险产品从整体上来说差异性不大,主要为重大疾病保险、住院医疗费用保险和住院津贴等几类。存在极大需求的高额医疗费用保险、护理保险、收入损失保险、综合医疗保险以及专项医疗保险等基本上还是空白。这都与精算水平的高低有着密不可分的关系。

　　2.要重视产品营销过程中的风险控制

　　产品设计完成后,如何将产品销售出去,满足费率厘定时的各种假设,进而保证保险公司的盈利,是健康保险经营的又一重要环节。在这个过程中,营销人员的行为起到了很大的作用。在我国,商业健康保险营销,90％以上依靠个人代理人,他们不属于保险公司的正式员工,不享受公司的社会保险及福利待遇,收入采用佣金制度,即保险公司根据营销成绩支付佣金;只有10％为内勤人员,其工资及各项福利待遇与其他公司员工相同,根据展业成绩获取浮动奖金。在这种营销制度下,使得健康保险的营销产生了很多的问题:如营销员素质普遍低下,脱落率高;代理人素质水平低下,短期行为较严重。对营销员的培训也是短、平、快式的,即快速增员、快速培训、快速出单。这样的培训注重的是说服技巧,其他方面的教育如专业基础知识、职业道德、法律法规、企业文化、价值观、人生观等则通常忽略。由于缺乏扎实的业务基础、责任心较差,开展业务必备的知识准备不足,服务质量当然难以保证。在这种营销人员的主导下,营销过程中的风险会给保险公司带来潜在的极大隐患。因此,专业保险公司要从营销人员的准入和培训上着手,加强专业知识培训,提高保险人员准入资质,以加强营销环节的风险管控。加强对保险从业人员的专业知识培训,提高相关人员包括销售人员在内的准入资质,从而加强风险甄别能力,以改变目前业内重业绩轻风险管理的现状。同时,商业健康保险公司应积极引进高素质复合型人才,加强医疗资源建设,改善专业化经营程度,从而提高整体风险控制水平。

　　同时,可以考虑逐步变代理人制度为雇佣制。从理论上讲,为了解决委托人与代理人之间利益矛盾和信息不对称带来的逆向选择和道德风险,委托人采用以其自己的收益情况为标准给代理人分成合同形式的激励和约束机制,并将委托人的部分风险转移到代理人身上。这种机制虽可激励代理人积极工作,但同时也具有代理人被错误奖惩的负面效应。例如,当代理人确已付出了努力,但由于外界因素使保险人未获得收益,代理人将得不到报酬时,就可能会因此而降低其努力程度。实行代理——雇佣制可在一定程度上解决这种矛盾。当然,短期来讲,雇佣制可能会增加保险公司的运营成本,但如果保险公司从根本上改变目前盈利难的状况,从产品开发、营销、核保核赔等环节综合提高风险控制能力,彻底改变盈利难的状况,这种人员雇佣形式和公司盈利应该会成为一种良性循环的关系。就具体操作来说,可以分步进行。保险公司招聘的代理人,通过一段时期(考核期)的考核,管理层根据他们的业绩、业务质量及客户满意度情况,选拔一批较高素质的优秀代理人作为公司的正式员工,发放适宜的基础工资,给予其社会保险及其他一切正式员工所享有的福利待遇。这样做的目的是坚定健康险营销员终身为健康事业奋斗的责任,摒弃朝不保夕的弊端,从而提高各方面的管控效能,消除短期行为。广大客户在接受优秀营销员服务时,也会增强信赖感和忠诚度,从而全面提高健康保险公司的形象和信誉。

　　3.要重视核保核赔过程中的风险控制

　　(1)核保过程的风险控制。在核保方面,由于专业核保技术资料和经验数据的缺乏,保险公司对医疗保险的风险因素知之甚少,对个体风险的评估和分类也缺乏依据。核保人员大多简单套用国外保险公司采用的核保手册,而忽略了从各种渠道获取与保险人风险水平相关的各种信息,增加了引进高风险人群投保的概率。因此,我们要重视核保过程的风险控制手段。首先,可以建立一种风险评估机制。比如,投保书就是最重要的信息来源。但投保书中项目的设置一定要根据核保的需要来确定,特别是个人健康告知中的询问事项一定要明确,不能模棱两可,此外,健康保险公司还可以要求投保人提供自己近期的体检报告,以及过去的病历,以获得投保者的健康状况信息。在利用体检报告时一定要注意,体检并非万无一失,它只能反映一个人实际风险状况的冰山一角,而且是检查当时的瞬时状况。因此决不能因为有了体检报告就放松警惕,忽略核保的其他过程。其次,制定和完善核保标准手册。国外经营健康保险业务的保险公司大都拥有自己的专业核保人员和核保所需的各类技术手册。而国内的商业健康保险尚处在起步阶段,各保险公司在承保健康保险业务时都感到核保专业人员和技术资料的缺乏。简单借用寿险的核保规则和核保手册,不符合商业健康保险的自身特点;直接利用国外保险公司的核保手册,又不适合我国国情。因此,应尽快完善核保环节,制定适合我国国情和保险公司经营的核保标准手册。

(2)理赔过程的风险控制。传统的商业健康保险中,理赔是被保险人向保险人报案索赔,保险人审核后支付保险金的过程。对保险人来说,只有在理赔时才能对被保险人已发生的治疗过程和医疗费用进行审核,因此,保险人必须做好理赔时的风险防范工作。首先,制定医疗服务标准。在健康保险的理赔过程中要根据各种医疗规范和卫生服务的统计资料并结合保险公司自己的经验数据确定出各种合理、必要和常规的医疗服务标准。如不同疾病的平均住院日数和平均住院费用等,根据上述标准就可以确定对哪些索赔要进行理赔调查。因为当健康保险业务规模较大时,对每一件索赔都进行调查既无必要也不现实,健康保险理赔工作中重要的是要制定出相应的调查标准和理赔调查的策略。其次,要进行赔案审查。就是在理赔时对被保险人提交的索赔文件进行严格的审核,并对照医疗服务标准,以确定各项花费是否符合合理、必需的要求。对赔案进行认真细致的审核是控制道德风险发生的一项重要手段,如果保险公司能够充分发挥它的作用,对健康保险经营风险控制是非常有利的。通过健康保险的理赔,保险公司积累了大量的资料,对以往的理赔经验和相应的资料进行系统的分析,这被称为理赔经验分析。它是健康保险风险防范中非常重要的一项工作。

4. 要重视医疗风险的控制

医疗风险控制是健康保险经营的关键。建立"事前健康管理、事中诊疗监控、事后赔付审核"的"三位一体"的医疗风险控制机制,是控制健康保险业务经营风险的有效手段。事前健康管理,就是在疾病发生前,对客户的健康状况进行监测、分析、评估,提供健康咨询和指导,并对健康危险因素进行干预。针对不同客户,制订个性化的健康改善计划,持续跟踪健康改善计划的落实,努力提高客户的健康水平,降低疾病发生率;事中诊疗监控,就是在客户就医过程中,借助社保补充等政策性业务平台,加强与记录机构的合作,强化对医疗行为的监控和干预,降低和减少过度医疗行为的发生;事后赔付核查,就是对客户医疗费用支出的合理性进行全面细致的审核,剔除不合理成分;对一些疑难案件,进行专门的调查核实,有效控制道德风险和超额赔付。最后,要加快数据库建立,实施事中风险管理应加快各项精算工作所需的基础数据及经验数据的积累,推动实施动态数据分析及事中风险管理等定量及整体风险控制措施的实施。商业健康保险公司可考虑以一些"公司公益战略"的方式来加强与社会医疗保险机构的合作,建立有效的事中风险管理机制。例如湛江通过加快医疗服务费用相关数据库的建立,逐步积累基础数据及经验数据,并开展定期动态数据分析,例如对整体赔付情况、分企业赔付情况、分医院赔付情况等进行分析,在此基础上尝试投资或参股非公立医疗机构开展过程风险管理,从而建立有效的事中风险管理机制。

三、产业链合作伙伴的遴选及拓展

(一)深入开展健康管理业务

1.构建并完善已有的健康管理体系

健康保险中的健康管理主要实现两大功能:即延伸和扩展对客户实施的健康服务;对健康诊疗的各个环节和内容实施医疗风险管理。实现上述功能,需要构建并完善完整的服务体系。可以从以下方面入手。一是搭建服务支持平台,保证健康服务和风险控制有共同的依托,确保二者的有机结合。服务支持平台主要包括合作医院、医师队伍、其他医疗卫生组织网络体系。二是建立服务流程,包含从健康、亚健康、疾病到诊疗、康复等全程的咨询、指导、评估与干预等健康管理服务流程,及从健康咨询、健康维护到就诊服务、诊疗干预等全面的服务计划。三是建立健康风险控制模式,即从疾病发生风险、就诊行为风险和诊疗措施风险等方面,进行健康诊疗信息收集;从客户和服务提供者的健康、诊疗服务和费用方面的风险评估、筛选高危对象和干预项目;通过对大病、慢性病、诊疗服务项目、诊疗服务数量和费用等方面管控的具体措施,实施风险的重点防范和干预。

目前,我国的各类健康管理机构服务模式大致有以下几种类型。(1)会员制诊所或会所制监控管理中心。以会员制的经营方式为特点,多定位高端或特定人群,有医疗服务资质,可提供从医疗到健康管理、预防等全方位的服务以及有针对性的差异化服务。(2)健康体检类机构。一般为单纯的健康体检中心,或连锁化的体检机构。目前传统常规体检业务不断扩展,开始尝试健康体检与健康管理、医疗服务和健康保险的融合。(3)健康管理技术和服务提供机构。针对不同的人群,开发不同的健康管理技术,有的单纯提供技术,有的既提供技术又辅以服务。(4)导医挂号公司和医疗经纪机构。从提供就医咨询服务开始,到协助选择专家、挂号、陪同就医、帮助联系专业机构提供第二诊疗意见、选择合适的、经济的治疗方案,能够减少信息不对称导致的欺诈行为或交易成本的增加。(5)社区卫生服务中心和社区卫生服务站。以社区的全体居民为服务对象,建立健康档案、进行预防保健和健康教育,甚至疾病管理。

目前我国的保险公司已普遍认识到健康管理对健康保险的重要性,也已着手开始构建上述体系。从健康管理服务的技术和服务提供上是否引入第三方机构来看,保险公司开展的监控管理服务主要可分为两大类:一类是由保险公司自行提供健康管理服务;另一类是借助第三方提供健康管理服务。由于自行提供健康管理服务需要大量的人力、物力及技术,因此只有少数实力雄厚的健康保险公司才能进行,目前国内大部分的健康保险公司还是借助第三方来提供健康管理服务。主要形式有三种。(1)保险公司引进健康管理技术,自行提供服务。如平安健康和昆仑健康的健康评估服务分别与中华医学会和炎黄东方健康科技有限公司进行技术合作。(2)服务完全外包方式。该模式完全由健康管理机构提供服务,保险公司采用整体购买的方式。(3)保险公司和健康管理机构双方合作建立独立的机构,由该机构提供健康管理服务。

虽然,我国健康保险业已认识到健康管理的重要性,但由于受到主客观多方因素的制约和限制,目前尚处于探索和初级阶段,还需要长期的努力,主要可以从以下几方面着手。一是充分利用新医改相关政策,完善医保服务合作新机制。医药卫生体制改革的公益化方向和多元办医的指导思想必将重新调整我国医药卫生格局,有利于医疗机构竞争机制的形成,这将有助于保险公司为客户提供更便捷的医疗费用保障、更人性化的健康管理服务,以及更有效的控制不合理医疗费用,降低医疗风险。二是构建完善的网络信息平台,为健康管理服务网络的建立和服务的有效实施打好基础。三是进一步规范健康管理服务行业,增强民众健康意识。四是完善健康保险长远发展规划,推进健康保险与健康管理的有机结合。

2.创新健康管理服务,拓宽服务领域

除了传统的和已有的健康保险和健康管理的合作方式以外,作为健康保险公司应积极开展新的市场和合作可能,帮助为保险公司开发客户,确保公司的长期稳定发展,如参与企业健康管理项目就是一个很好的切入点。

企业健康管理产生于20世纪90年代的美国。在美国,员工的绝大部分医疗福利是由企业负担的,当时,由于受到人口老龄化、慢性病高发等因素的影响,企业在医疗费用方面的负担越来越重,甚至严重影响到了很多企业的进一步发展。由此,企业健康管理作为一项真正的医疗保健消费战略被首次提出。中等以上规模的企业,普遍接受了健康管理公司提供的专业化服务,超过70％的美国人享有健康管理服务。企业健康管理于21世纪初被引入我国,目前尚处于初级发展阶段,目前健康管理服务的覆盖率不到人口的0.1％。虽然如此,但是在这短短的几年时间内,现代企业健康管理的观念正在逐渐深入人心。据不完全统计,目前全国从事健康管理或以健康管理为主要业务的企业和研究机构已达300多家。

诚然,现代企业健康管理的理念正逐步受到重视,但不可否认,健康管理在我国兴起与发展不到10年,很多企业对于员工健康的关注也还远远不够。首先,传统健康管理被动低效。以往体检资料缺少统一的系统、规范的管理。由此企业管理部门难以对每次体检的结果形成比较客观、公正的评价。所以提高健康管理水

平以形成系统、持续、全过程的管理是当务之急。其次,企业普遍存在对健康认识不到位的现象。传统思想认为,没病就是健康,总是忽略存在于健康和生病之间的亚健康状态,人们对健康的提前预防重视不够。最后,许多企业认为体检等于健康管理。许多企业也认识到健康管理的重要性,但片面地认为体检及其结果的记录与统计就是健康管理。其实健康体检只是健康管理中的一小部分内容,体检之前的准备及体检后的分析、评估、预防以及健康计划、维护、促进才是健康管理的关键。

企业健康管理要完成三方面的工作:首先是通过体检、调查问卷等形式对员工进行健康状况及健康风险的监测;其次是通过健康管理综合数据系统对健康数据进行存档并评估;第三是以此为基础对员工进行健康干预,制定健康促进方案,包括生活方式的改善、就医绿色通道的建立等。实现这些功能,企业至少要具备专门的健康管理人员进行相关工作的组织、协调,并要跟相关健康专家包括医院的专家进行合作,需要有相关的电子系统进行监测、跟踪。这些功能的实现需要企业投入大量的人力和财力。因此,设立一个企业健康管理的实施机构是大规模企业健康管理的重要因素。由于考虑到中小企业自身没有条件配备健康管理专业团队和人员,因此可以考虑引入一个专业的健康管理公司或者健康保险公司进行专业运营作为独立的健康管理实施机构。健康管理或健康保险公司的选择可以采用政府招标的形式。该机构作为整个区域性企业健康管理网络的核心部分,需要承担的责任包括几个方面。(1)建立一个健康管理软件系统,需要包括电子档案的存档、健康风险因子的识别、人群和企业健康状况的评估、健康干预跟踪等基本功能。(2)具备相应的体检机构,能承担网络中各企业员工的年度体检及亚健康跟踪服务等工作。(3)配备专业的健康管理人员,承担对各企业定期的健康宣教、健康评估、健康干预跟踪等实质性工作。(4)有合作的各级医院和专家,以确保就医绿色通道的正常开启并良好运作。(5)利用目前发达的即时通信技术,建立通畅的网络和短信通道,定时给员工发送健康信息,及时反馈员工的健康现状。

如果健康保险公司率先通过与一些企业的合作完成企业健康管理基本网络的建设,将为商业健康保险的发展提供又一大平台。不仅能为保险公司带来庞大的客户来源,还能帮助实现客户健康信息的共享,加快信息平台的建设。

(二)加强医保合作

新医改方案及其相关政策明确向我们表明,对经营商业健康保险业务的保险公司而言,不能脱离医疗卫生服务体系来推进风险管理,而是要建立或参与相应的医疗服务体系。因此,在加强医保合作方面,我们要积极探索具体的合作模式以及创新医保合作的风险管控策略。

1. 医保合作新模式的探索

在新医改及其相关政策的引导下,鼓励保险公司通过投资、并购或参股的方式,积极参与医疗机构改革重组,并最终真正建立"利益共享、风险共担"的医保合作新机制。具体而言,新的合作模式可以通过以下几种途径来实现。

(1)全资筹建社区医疗卫生机构。

2009 年,新医改政策中提出要加强基层医疗卫生机构建设,对社会力量举办基层医疗卫生机构提供的公共卫生服务,采取政府购买服务等方式给予补偿;对其提供的基本医疗服务,通过签订医疗保险定点合同等方式,由基本医疗保障基金等渠道补偿,并鼓励有资质的人员开办诊所或个体行医。2010 年《保险资金运用管理暂行办法》又开启了保险资金可投资不动产的渠道,这些都给商业健康险带来了机遇。经营商业健康险并且有条件的保险公司可以在社区内建立社区医疗卫生机构。一方面,可以从政府获得一些补偿,参与一些政府经办的服务;另一方面,也可满足社区内健康保险客户的健康保健需求,使得客户在需要医疗服务时及时方便地进行咨询和治疗,起到有病治病、无病预防的作用。另外,我国目前老龄化问题严重,养老社区和健康保健机构的投资有利于长期护理保险的发展。

(2)投资或并购医院。

抓住国家实施医疗卫生体制改革的有利条件,积极争取相关政策的支持,充分利用保险资金长期性、规模大的特点,采取独立或合作方式,组建非营利性医疗机构;或者在风险可控的原则下,有选择地并购一些与具有长期合作关系且声誉良好、规模适度的定点医院。该模式的优点在于:保险公司可以对医疗服务拥有完全的控制权,可以全面介入医疗机构决策机制、约束与激励机制和信息披露机制的改革与重组,有助于保险机构有效控制经营风险,合理掌握医疗费用开支和用药水平,这对于杜绝小病大治以及各种不合理的医疗服务等现象,必将有很好的改善作用。其缺点在于:无论是自办还是并购医院,首先必须满足一个前提条件,即该医院要有足够宽广的业务经营网路,也就是说,至少在某一区域内该医院不是独立的,而是由众多的、分布于全省乃至全国各地的连锁机构组成。只有这样,才能满足被保险人群体因为覆盖面广、流动性大而对医疗机构需求分散的要求。很显然,这必将会增加保险公司的经营成本。实力雄厚的大公司选择该模式有其必要性与可行性,但对于中小保险公司而言,单凭自身力量显然是不现实的。比较可行的方法是在风险可控的前提下,可以选择通过合作联盟的方式,组建健康保险风险管理公司,通过健康保险风险管理公司投资或并购医院,这既可以最大限度地节约投资成本,也可以达到最终管控医疗风险的目的。

(3)参股或控股医疗机构。

2006 年《国务院关于保险业改革发展的若干意见》和 2009 年《关于保险业深

入贯彻医改意见积极参与多层次医疗保障体系建设的意见》都明确提出,支持专业健康保险公司等相关保险机构先行探索投资医疗机构。参股或控股对象,可以是某一区域内有一定影响的综合性二甲以上医院,也可以是二甲以下的乡镇中小医院。综合性大医院因为有良好的诊疗技术和设备,对投保人有良好的吸引力,但其缺点也比较明显,由于各种费用较高、可及性较差,对于农村边远地区的投保人而言往往遥不可及。中小医院则不同,不仅费用较低,使得保险公司可以避免承担大医院较高的医疗费用,而且因为分布于广大的农村、基层、社区,可以很好地服务于大众。相对于投资或并购医疗机构而言,参股或控股医院由于无须保险公司单独出资,在成本控制方面,其优点是显而易见的。但同时也正因为只是参股或者控股,因此它对医疗机构的控制力也是有限的,有多少股份就只能占有多少权力,因此,它与医院之间虽然有一定的共同经济利害关系,由于并非完全拥有,风险的管控还是在所难免。在这种医保合作模式下,保险公司使用激励的方法使医院有动力将医疗费用控制下来。医疗机构一部分收入来自保险公司医疗费用赔付,另一部分则来自保险公司因医疗机构降低医疗费用而支付的激励收入。由于激励收入可以抵消医疗费用降低的损失,医疗机构不再将追求医疗费用最大化作为最终目的,而是追求收入多元化。

总之,在当前新医改的大好形势下,健康保险公司应该抓住机遇,根据自身特点、资金状况及国家的相关政策导向,采用协议合作、参股医疗机构、出资筹建医疗机构等方式,积极寻找适合自身特点的医保合作方式,这将是今后我国商业健康保险发展的重要路径。

2. 创新医保合作的风险管控策略

提高商业健康保险市场风险管控能力,降低医疗服务提供的成本,是商业健康保险市场健康持续发展的前提条件。而在商业健康保险合作三方中,仅有保险公司具有降低风险和赔付成本的内在诉求。因此,建立一个与保险公司风险共担的系统是减弱信息不对称、强化系统风险管控的关键。

(1)利用行业协会平台整合保险资源,完善合作契约条款设计。

首先,在订立合同时,为避免原有的保险公司各自为战,可采用各级保险行业协会代表全体保险公司统一与医疗服务机构或医疗服务协会签订服务合同,以便有效整合区域保险机构资源,这样有利于提升医疗服务机构对保险业务的重视程度。其次,在医疗保险服务合同中,合理确定保险公司与医疗服务机构的责任、权利和义务,并根据实际情况和变化,不断完善和补充合同的相关内容,为保险公司强化医疗服务环境的风险管控提供制度和法律依据。医疗服务合同条款的设计应对保险公司和医疗服务机构的谈判主体、谈判规则、谈判程序和内容进行明确界定,并包含医疗服务机构的选择、医疗服务价格、费用、支付形式、支付条件等主要内容。

（2）推动医疗保险联盟建立。

医院协会和保险协会通过股权关系或人事合作关系纽带建立医保合作联盟实体。通过联盟完善制度体系建设，建立相对完善的商业医疗保险定点医院的准入标准、考核标准和考核流程，细化评价指标和评价流程，严格保障进入退出机制的科学、有效流转；利用进入退出机制在医疗服务机构间形成竞争机制，不断将服务质量高、成本控制好的医院服务机构纳入联盟；制定系统规范性合同和行为准则，逐步实现保险公司参与医疗资源的配置工作，有效降低各类风险。

（3）实施医保合作纵向一体化。

充分利用国际实施医药卫生体制改革的契机，争取相关政策支持，通过股权合作的方式，保险公司分步骤、分阶段并购及管理医疗服务机构。一要充分利用保险资金长期险、规模大的特点，采用独立或合作方式，组建投资机构，完善机构和组织管理，为控股医疗服务机构做好准备。二是在风险可控的原则下，全民考察医疗服务机构的医保资质、服务规模、经营成本、内部管控等条件，有选择地并购医疗服务机构。三是对原医疗服务机构实现改制，将被并购的原国有医疗服务机构、企业医疗服务机构或私营医疗服务机构，改造为股份制医疗服务机构。此后，全面介入医疗服务机构决策机制、约束激励机制和信息披露机制的改革重组，输入自己的技术手段、管理理念来经营和管理医疗服务机构，从根本上控制医疗保险支持成本，促进医疗—保险共赢发展。

（4）设立科学的激励约束机制。

在联盟型或契约型医保合作中，建立完善科学的医疗服务机构考核评价体系，通过选机构、选医师、选服务来强化风险防控；建立第三方评价机制，组建评价工作小组和专家小组，负责从医疗服务信息数据的真实性入手，根据日常表现对各医疗服务机构、医师的服务管理、质量管理、用药管理、病案管理、信息化建设、工作效率等指标进行综合评分，将评分结果与进出机制、费用安排方案挂钩；同时，对风险防控指标完成好的医疗服务机构给予费用奖励，探索建立主治医师或主任亦是守门人制度。

在纵向一体化型医保合作中，医疗服务机构及其服务网络完全成为保险公司的下属组织，保险公司通过要求保险消费者到下属医疗服务机构接受医疗服务或推荐有限的下属服务机构，保证自身医疗网点的病源数量；同时，保险公司应及时建立考核医疗服务机构机制，与医师的利益直接挂钩；采用直付式拨付医疗赔款，全民推行按病种、住院天数、承保人数、总体价格支付的费用支付手段；根据保险公司承保客户的实际情况激励医疗服务机构开展健康管理，降低保险消费者的患病风险。

（三）积极参与国家经办业务

商业健康保险公司参与社会医疗保险管理，一方面有利于社会医疗保险运作，提高效率；另一方面也使得商业健康保险公司经营范围得以扩大，有利于提高经营效益。在政策允许的情况下，商业健康保险通过积极参与社会医疗保险的管理，能够达到合作共赢的目的。一是通过服务基本医疗保障人群，专业健康保险公司可以成为国家医疗保障体系建设的重要参与者，配合政府落实好党和国家的惠民政策，赢得政府支持和民众信任，有利于树立良好的社会形象。二是通过经办基本医疗保障业务，专业健康保险公司可以借助政府的行政力量，打造医疗风险管控平台，强化对医疗机构和医疗行为的控制，降低不合理医疗赔付，提高经营效益。三是通过经办基本医疗保障业务，可以为发展社保补充业务创造得天独厚的条件。通过对基本医疗业务的直接管理，也可以更好地实现社保补充业务盈利。四是通过经办业务，可以掌握政府、社团、企业和学校等单位的大量信息，为专业健康保险公司更好地、有针对性地开发团体和个人客户，推动健康保险业务发展创造条件。

发展与国家公共医疗保障相配套的社保补充业务等政府委托业务，可以解决基本医疗保障程度偏低的问题，提高民众健康保障水平，也可以尽快创建特色鲜明的业务运作模式，充分显现专业健康保险公司的专业化优势和经营成效，为进一步深化与政府的合作，奠定坚实基础。同时，可以利用与政府主管部门的合作基础，进一步建立健全联合办公平台，实现社保补充等政府委托业务的优质高效服务和经营风险的有效管控。还可以进一步完善信息管理平台，逐步实现专业健康保险公司核心业务系统与社保部门、定点医院信息系统之间的对接，建立与社保、医院之间的信息共享机制，为产品定价、精算评估、健康管理服务等提供有力的支持。

（四）关注养老服务，延伸产业链

随着老龄化社会的到来，商业化养老模式将成为解决我国人口老龄化问题的重要途径。目前养老市场存在着巨大的、多样化的市场需求，现有的养老模式在数量上和质量上远远不能满足现实需要，中高端的有效供给严重不足，商业化养老发展模式是在政府引导下，由社会力量参与建设和运营，符合社会养老需求的发展方向，社会养老商业化的发展建设势在必行。长期以来，我国实行以家庭养老为主的养老模式，但是，随着经济社会的转型以及家庭规模的缩小和结构变化，居家养老功能不断弱化，对专业化养老机构和社区服务的需求与日俱增。今后我国养老服务将出现五大转型：从家庭保姆照料到专业护理员照料的转型；从以家庭和个人的赡养照料为主到以社会制度性保障为主的转型；从保障老年人衣食住行基本生活到提供康复照料、情感护理等服务保障的转型；从传统的经验性管理到标准化管理的转型；从以政府为主办养老院、敬老院到公办与民营同步发展模式的转型。

顺应我国老龄化的发展趋势和商业养老的趋势，养老机构将是未来国家、政府乃至全社会的焦点。我国商业健康保险机构若能紧紧抓住机遇，利用自身的专业优势和国家政策优惠，把健康保险产业链延伸至养老机构，将会在延长健康保险产业链的同时增加商业保险公司的赢利点，可谓多赢。

具体介入模式及步骤可以多元化、个性化。首先，对于实力雄厚的商业健康保险公司，可以利用自身的医疗机构、健康管理机构，建设高端的综合性的商业养老机构，提供医疗、健康管理、生活起居等一体化服务，并考虑推出相应的健康保险及养老保险，使商业保险与养老机构形成良性的互动。其次，对于自身实力相对较弱的公司，可以借助医保合作与相应的医疗机构合作一起建设集医疗、保健、康复、生活照料于一体的高端综合化养老机构，在共享利益的同时可以更加稳固与医疗机构的深度合作，使健康保险产业链更加稳固。同时，在养老机构层次上，也可考虑通过相应险种的开发介入传统的社区养老和家庭养老，并可以通过合作医疗机构给老龄客户提供就医绿色通道，借以吸引和维系客户，在服务客户的同时造就多赢的局面。

（五）加快建设信息化网络

专业化的信息管理系统不仅是实现健康保险专业化运作的基础和平台，而且对健康保险的风险控制和长远发展至关重要。在国外，专业健康保险公司都有一套完善的专业系统平台，具有核保、核赔、数据分析、后期服务等诸多强大功能。我国保险公司应该通过自主开发或引进信息管理系统，建立和完善与健康保险业务相适应的信息管理系统，特别是完善健康保险的核保核赔管理系统和数据统计分析系统，满足业务发展和服务的需要。

残缺的网络信息平台会导致保险公司无法充分获取医疗服务相关信息，而无法有效地监控医疗服务提供者的诊疗行为，同时，也会迫使保险公司采取传统的事后补偿方式，无法对个体或群体开展有针对性的健康指导和疾病的诊疗管理。因此，要对分散的医疗资源进行有效的整合，改善信息和医疗服务的协调机制，最终医疗服务传送系统和服务网络才能按照一种符合经济效率标准的方式进行医疗资源配置。只有同步甚至提前（如住院前审查）获知医疗服务提供者诊疗行为的相关信息并进行评价，真正的诊疗干预管理才可能实现。可以从下面几方面入手：

1.加快商业健康保险管理部门与社会保障管理部门及医疗卫生管理部门之间的信息平台建设步伐

商业健康保险与社会医疗保险系统之间通过信息系统实现数据交流和共享，可以提高健康保障系统和医疗卫生服务系统的效率。比如通过与医疗卫生机构的信息交流,商业健康保险公司能够得到卫生部门在医疗数据方面的支持,采用卫生系统的疾病、诊疗、药品等专业编码,采集医疗卫生数据,这样既可以实现共同加强对医疗机构的管理目标,还可以促进社会基本医疗保险与商业健康保险的衔接,破解医疗卫生领域的一些道德难题。

2.加强商业健康保险公司之间的信息平台建设

目前经营健康保险的商业保险公司的合作与交流很少,而更多的是在社会保障部门和卫生机构面前的恶性竞争。这种情况不但不利于商业健康保险的发展,也严重影响了保险公司与社保部门及医疗卫生服务机构合作的主动性和稳定性,抑制了商业健康保险在国家卫生体制改革中作用的发挥。对保险业来说,解决这一问题可以说是迫在眉睫。除了监管制度上的优化之外,加强商业保险公司之间的合作,特别是建立保险公司之间健康保险业务的信息平台是非常重要的一步。

3.加强商业保险公司客户服务信息平台的建设

优质的客户服务是商业保险公司在与社保部门及医疗卫生机构的合作中占主动地位的基础,而客户服务信息平台的建设则是现代社会优质客户服务的必要条件。随着城市社会保障制度统筹层次的提高和城乡社会保障制度一体化的发展,社会健康保险信息化的要求会迅速提高,如果经营商业健康保险的保险公司不能适应这种变化,不能及时地为这种变化做好准备,商业健康保险在未来将逐步被排斥在严格的国家健康保障系统和医疗卫生系统服务之外。

参考文献

[1] 李玉泉.中国健康保险发展研究报告(2011)[M].北京:中国经济出版社,2013.

[2] 曾煜.医疗保险制度的改革与发展[M].北京:中国社会出版社,2011.

[3] 袁辉.健康保险制度创新研究[M].北京:中国社会科学出版社,2010.

[4] 熊志国,阎波,锁凌燕.中国商业健康保险发展模式探索——兼论医疗保障体系发展的价值与取向[M].北京:北京大学出版社,2012.

[5] 中华人民共和国卫生部:《2009年我国卫生事业发展情况简报》.

[6] 孙祁祥,郑伟,等.商业健康保险与中国医改——理论探讨、国际借鉴与战略构想[M].北京:经济科学出版社,2010.

[7] 王龙兴.卫生经济学的理论与实践[M].上海:上海交通大学出版社,1998:42—52.

[8] 周寿祺,顾杏元,朱敖荣.中国农村健康保健制度的研究进展[J].中国农村卫生事业管理,1994(9).

[9] 江苏省新型农村合作医疗条例[EB/OL].(2011-04-02)[2012-05-10].http://www.jiangsu.gov.cn/fzjs/fzjs_zcfg/201104/t20110402_579879.html.

[10] 中国卫生部疾控局.中国慢性病防治工作规划(2012—2015)[EB/OL].(2012—05—21)[2012—0522].http://www.moh.gov.cn/publicfiles/business/htmlfiles/mohjbyfkzj/s5878/201205/54755.htm.

[11] 芮明杰,刘明宇,任江波.论产业链整合[M].上海:复旦大学出版社,2006.

[12] 吴金明,张磐,赵曾琪.产业链、产业配套半径与企业自生能力[J].中国工业经济,2005(2):44—50.

[13] 龚勤林.论产业链延伸与统筹区域发展[J].理论探讨,2004(3):62—63.

[14] 王琴.供应链核心企业优势生成的理论研究[J].上海管理科学,2004(4):47—48.

[15] 白书忠.中国健康产业体系与健康管理学科发展[J].中华健康管理学杂志,2007,1(2):67—70.

[16] 张遥,张淑玲.英国商业健康保险借鉴[J].保险研究,2010(2):124—127.

[17] 安华,京栋.全民医保背景下的中国商业健康保险定位与发展——澳大利亚经验的启示[J].金融与经济,2008(7):58—61.

[18] 金彩红.芬兰健康管理模式的经验[J].中国卫生资源杂志,2007,10(6):312—313.

[19] 韩冬杰.保险公司参股与建立医疗机构的现状分析[J].卫生经济研究,2011(7).

[20] 钟裕民.1949年以来中国医改决策的基本历程及其评价[J].天府新论,2011(4):96—100.

[21] 陈新中,俞云燕.补充医疗保险体系建设及其路径选择[J].卫生经济研究,2010(1):34—36.

[22] 杨艳霞.论新型农村合作医疗制度[J].凯里学院学报,2013,31(2):73—75.

[23] 王虎峰.论争中的中国医改——问题、观点和趋势[J].中共中央党校学报,2008,12(3):84—89.

[24] 方鹏骞,李璐,李文敏,罗桢妮.我国公立医院改革进展、面临的挑战及展望[J].中国医院管理,2012,32(1):1—5.

[25] 代涛,朱坤,张小娟.我国新型农村合作医疗制度运行效果分析[J].中国卫生政策研究,2013,6(6):1—8.

[26] 李萍萍,孙梅,李程跃,等.新型农村合作医疗制度十年政策历程分析[J].中国卫生资源,2013,16(2):6—87.

[27] 李玲,陈秋霖,江宇.中国医改:社会发展的转折[J].开放时代,2012(9):34—43.

[28] 锁凌燕,完颜瑞云.国际商业健康保险发展与医疗体系绩效研究[J],保险研究,2013(2):61—68.

[29] 朱铭来,奎潮.论商业健康保险在新医疗保障体系中的地位[J].保险研究,2009(1):70—76.

[30] 朱铭来,贵哲喧.论我国商业健康保险的市场定位与发展战略[J].中国医疗保险,2012(12):64—67.

[31] 于丹果.浅谈新医改背景下中国商业健康保险的发展[J].经济研究导刊,2013(19):121—122.

[32] 张卓.浅析我国商业健康保险发展的矛盾性[J].经济导刊,2012(6):64—65.

[33] 郑功成.全民医保下的商业健康保险发展之路[J].中国医疗保险,2012(11):9—13.

[34] 谢洋.商业健康保险在新医改中的发展思路[J].中国医疗保险,2009(10): 54—55.

[35] 张亦滩.我国商业健康保险的专业化发展研究[D].长春:吉林大学,2013.

[36] 段家喜.我国商业健康保险发展的历史机遇[J].中国保险,2008(8):14—21.

[37] 詹长春,邓佩媚,周绿林.我国商业健康保险可持续发展研究[J].中国卫生经济,2009,28(11):35—37.

[38] 李森.我国商业健康保险现状分析及发展对策[D].辽宁:东北财经大学,2010.

[39] 张卓.现阶段我国商业健康保险的发展机遇探析[J].现代商业,2012(26):79—80.

[40] 庹国柱,王德宝.新医改下我国商业健康险的发展契机[J].中国保险,2009(6):12—17.

[41] 陈滔,谢洋.中国商业健康保险发展展望[J].西南金融,2010(1):48—50.

[42] 傅华,李洋,彭伟,等.转变思维模式积极应对我国慢性病"井喷"的挑战[J].复旦学报:医学版,2012,39(4):331—334.

[43] 曹群,姜振寰.产业链的内涵及特性分析[J].商业研究,2008(11):133—136.

[44] 刘贵富.产业链基本理论研究[D].长春:吉林大学,2006.

[45] 肖小红.产业链理论研究综述[J].贵州商业高等专科学校学报,2012,25(4):29—32.

[46] 冯鹏程.产业链思维:健康保险发展的新思路[J].金融教学与研究,2007(6):61—62.

[47] 赵冰.基于价值链整合的我国商业健康保险发展模式研究[D].成都:西南财经大学,2011.

[48] 王慧.我国健康保险产业链研究[J].保险研究,2009(9):63—71.

[49] 张玲玉,薛罡.用专业化的思维深度拓展健康产业价值链[J].南方金融,2008(9):53—55.

[50] 刘万敏.商业健康保险产品的创新设计[J].上海保险,2010(5):26—29.

[51] 廖丹.商业健康保险产品结构矛盾与调整[J].时代金融,2013(6):153.

[52] 刘丽霞.我国商业健康保险产品开发研究[D].成都:西南财经大学,2011.

[53] 阚小冬.找准定位创新健康保险产品和业务[J].中国医疗保险,2012(10):66—68.

[54] 张建军.中外健康保险产品比较[J].上海保险,2006(8):34—36.

[55] 田建湘.论商业健康保险中的道德风险控制[J].保险职业学院学报,2005(3):32—34.

[56] 宋伟伟.商业健康保险道德风险分析与控制[J].商业现代化,2007,1(中旬刊):186—187.

[57] 刘立鹏,王婧,欢欢.商业健康保险的逆向选择与道德风险分析及控制研究[J].时代金融,2011(5):239.

[58] 刘月星,宗文红,姚有华.我国商业健康保险风险控制问题分析及对策[J].卫生经济研究,2012(7):29—31.

[59] 朱铭来,贵哲暄.论我国商业健康保险的市场定位与发展战略[J].中国医疗保险,2012(12):64—67.

[60] 杨星.商业保险开拓高端健康保险市场的基本思路[J].中国医疗保险,2013(1):65—67.

[61] 和静静.我国商业健康保险市场供需矛盾研究[D].成都:西南财经大学,2009.

[62] 李玉泉.健康保险单独监管问题研究[J].保险研究,2011(9):26—30.

[63] 任泽华.论商业健康保险的专业化监管[J].保险职业学院学报,2007,21(5):55—58.

[64] 龚贻生,张蕾.商业健康保险的发展与监管[J].中国医疗保险,2011(5):54—56.

[65] 何佳馨.完善我国商业健康保险法制的若干思考[J].法学杂志,2012(3):156—159.

[66] 会航.健康保险销售模式及渠道研究[D].成都:西南财经大学,2010.

[67] 胡桂琴.商业健康保险营销渠道研究[D].上海:上海交通大学,2009.

[68] 李学志,侯可华.论我国商业健康保险之专业化经营[J].社科纵横,2008(6):84—85.

[69] 袁本刚,李娜.商业健康保险专业化经营问题探析[J].经营管理者,2011(5):83.

[70] 陈弘.专业化经营是商业健康保险发展的必然[J].中国保险,2011(9):19—20.

[71] 李玉泉.加快推进健康保险专业化进程服务国家医疗保障体系建设[J].中国保险,2010(2):11—14.

[72] 代宝珍,周绿林,毛宗福.我国健康保险业健康管理现状、问题与对策研究[J].中国卫生经济,2010,29(10):46—47.

[73] 张玲玉,薛罡.德国商业健康保险发展现状及经验借鉴[J].金融经济,2008(20):93—94.

[74] 张玲玉,薛罡.德国商业健康保险发展现状及启示[J].上海保险,2009(12):57—59.

[75] 孙东雅.美国健康险市场的发展及对我国的启示[J].中国医疗保险,2012
(2):63—65.

[76] 侯宗忠,冯鹏程.美国商业健康保险市场的发展及启示[J].保险职业学院学
报,2009,23(1):69—72.

[77] 杨星.商业健康保险参与社会医疗保障体系管理和服务的国际经验与思考
[J].中国保险,2009(11):54—59.

[78] 张遥,张淑玲.英国商业健康保险经验借鉴[J].保险研究,2010(2):124—127.

[79] 桂欣.英美医疗保障制度的比较与借鉴[D].成都:西南财经大学,2011.

[80] 黄振鑫,张瑛.国内外健康管理研究进展[J].中国公共卫生管理,2012,28
(3):254—256.

[81] 桂鉴霞.健康管理在商业健康保险中的应用[J].人民论坛,2012(36):
66—67.

[82] 代宝珍,周绿林.我国健康保险业的健康管理运行模式构建[J].保险研究,
2009(11):40—43.

[83] 韩冬杰.保险公司参股与建立医疗机构的现状分析[J].卫生经济研究,2011
(7):26—29.

[84] 吴海波,吴梦婷.新医改背景下构建医保合作新模式研究[J].金融与经济,
2011(5):79—83.

[85] 罗维,宗文红,田国栋.部分国家商业健康保险发展的特点及对我国的启示
[J].中国卫生政策研究,2012,5(1):46—50.

[86] 张娓,谭湘渝.国外社会医疗保障体系下商业健康保险发展的经验与启示
[J].上海保险,2012(11):47—52.

[87] 许志伟.商业保险参与医疗保障体系建设的路径选择[J].中国医疗保险,
2012(8):63—66.

[88] YIPAW E. Addressing government and market failures with payment incentives: hospital reimbursement reform in Hainan, China [J]. Social Science & Medicine, 2004,58 (2):267—277.

[89] World Health Organization. Annex Table 2 Selected indicators of health expenditure ratios. The World Health Report 2006—working together for health [EB/OL]. (2006-01-01) [2009-9-30]. http://www. who. int/whr/2006/annex/06_annex2_en. pdf.

[90] The World Bank. Human development unit of east Asia and Pacific region: toward a healthy and harmonious life in China: stemming the rising tide of non-communicable diseases[R]. Columbia: The World Bank, 2011.

［91］ BOYLE S. United Kingdom（England）：health system review ［J］. Health Syst Transit，2011,13(1)：1—483.

［92］ PILZER P Z. The New Wellness Revolution：how to make a fortune in the next trillion dollar industry ［M］. New York：John Wiley & Sons，2007：8—11.

［93］ CHEVREUL K，DURAND-ZALESKI I，BAHRAMI S,et. France：health system review[J]. Health Syst Transit，2010，12：1—291.

［94］ KING D，MOSSIALOS E. The determinants of private medical insurance prevalence in England，1997—2000[J]. Health Serv Res. ，2005，40：195—212.

［95］ HAMAR B，WELLS A，GANDY W，et al. The impact of a proactive chronic care management program on hospital admission rates in a German health insurance society ［J］. Population Health Manage，2010，13(6)：339—345.

［96］ OECD Health Working Papers. Private health insurance in Australia ［EB/OL］. ［2011-12-23］. http：/ /www. oecd. org /dataoecd /5 /54 /22364106. pdf.

［97］ BOYLE S. United Kingdom（England）：health system review ［J］. Health Syst Transit，2011，13(1)：1—483.

［98］ ODEYEMI J A，NIXON J. The role and uptake of private health insurance in different health care systems：are there lessons for developing countries ［J］? ClinicoEconomics and Outcomes，2013，(5)：109—118.

［99］ ARENTZ C，EEKHOFF J，KOCHSKAMPER S. Private health insurance：a role model for European health systems ［J］. Eur J Health Econ，2012，(13)：615—621.

［100］ HULLEGIE P，KLEIN T J. The effect of private health insurance on medical care utilization and self-assessed health in Germany ［J］. Health Econ，2010 (19)：1048—1062.

［101］ World Health Organization. The world health report 2008：primary health care now more than ever ［C］，Geneva：WHO，2008：43—84.

［102］ PREKER A S，SCHEFFLER R M，MARK C. Private voluntary health insurance in development friend or foe ［C］. Columbia：The World Bank，2007：78—82.